피를 맑게 하고 체온을 높여 만병을 다스린다!

생강의 힘

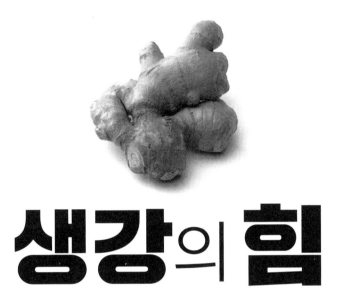

생강의 힘

이시하라 유미 **지음** | **성백희** 옮김

전나무숲

초간단 생강 활용법으로
병이 낫는다! 살이 빠진다! 아름다워진다!

내가 생강에 관심을 갖게 된 것은 한의학을 공부하면서부터다. 의사가 되어 개업한 이래로 나만의 독자적인 식사법으로 환자들을 치료해왔는데, 이 치료 방침에 반하지 않는 약은 한약밖에 없는 까닭에 30년쯤 전부터 독학으로 공부하기 시작했다. 그런데 한약의 성분을 알아보다가 대부분의 한약에 생강이 들어간다는 사실을 알게 되었고, 이 일을 계기로 생강에 흥미가 생겼다. 그래서 약리학의 생약학 분야에서 생강의 효능을 조사해보았더니 다음과 같은 대단한 효능이 생강 안에 숨어 있어 깜짝 놀랐다.

- 발한해열 작용 : 체온이 높아졌을 때 피부의 땀샘에서 땀을 분비함으로써 체온을 조절한다.
- 진해거담 작용 : 기침을 진정시키고 담(痰)을 제거한다.

● 건위구풍 작용 : 위의 소화기능을 강하게 하고, 배에 가스가 차는 증상을 완화시킨다.

● 항혈전(심근경색·뇌경색) 작용

● 항콜레스테롤 작용

● 항우울 작용

● 항균 작용

● 면역 증진 작용

● 강심 작용

생강에 대한 호기심은 여기서 그치지 않았다. 영어 사전을 뒤져서 생강을 의미하는 영어 단어 'ginger'를 찾아봤더니 다음과 같이 뜻풀이가 되어 있었다.

[명] 기세, 의기, 활기, 기개, 톡 쏘는 맛

[동] 생강으로 맛을 내다, 활기를 북돋우다, 격려하다

나는 다시 한 번 놀랐다. 영국인들도 생강의 효능을 알고 있었던 것이다. 생각해보니 지금도 영국 가정에서는 생강으로 만든 진저브레드(ginger bread, 생강빵)가 사랑받고 있지 않은가. 진저브레드는 16세기 영국의 헨리8세가 페스트를 예방할 대책으로 국민에게 생강을 먹으라고 장려하면서 만들어 먹기 시작한 것인데, 지금도 애용되고 있다.

동양의 선조들도 생강의 약효를 인정하여 감기에 걸리거나 몸이 냉해지면 '생강탕'을 마셨고, 지금도 생강을 다양한 형태로 섭취하는 가정이 있다.

이쯤 되니 직접 생강의 효능을 테스트하고 싶어졌다. 그래서 평소 식사할 때마다 생강을 많이 먹으려고 했다. 그 결과 얼마 지나지 않아서 몸이 따뜻해지고, 대소변의 배설이 좋아졌으며, 왠지 모르게 기분까지 좋아지는 효과를 경험했다.

질병의 급증 원인은 저체온으로 인한 면역력 저하

때마침 30년 전부터 아이들의 체온이 낮아지고 있다는 사실을 실감하고 있던 나는 진찰을 받으러 온 환자들 중에서 성인의 체온도 조사하기

시작했다. 그랬더니 높아봐야 36.2~36.3도였고, 대부분 35도대에 머물러 있음을 알게 되었다. 내가 어렸을 때만 해도 성인의 체온은 36.8도가 정상이라고 했었는데 말이다. 게다가 추운 겨울은 물론이고, 더워서 견디기 어려운 여름에도 냉방 등으로 몸이 차갑게 식은 탓에 뭔가 이상을 느끼고 내 클리닉을 찾는 사람이 늘어나고 있었다.

그래서 체온에 관한 의학 문헌을 섭렵했더니, 체온이 1도 떨어지면 대사가 약 12%, 면역력은 약 30% 이상 저하된다는 결론에 이르게 되었다. 더불어 암에 관한 연구와 치료는 장족의 발전을 이루었고, 의학도 발달하고 의사의 수까지 증가했는데도 암으로 사망하는 사람의 수가 줄어들기는커녕 늘어나고 있는 점, 그리고 고혈압·고지질혈증·당뇨병·우울증·교원병·간질환과 같은 질병이 급증하고 있는 현상의 배경에는 '저체온화=면역력 저하'가 있다고 나는 확신하기에 이르렀다.

냉증과 면역력 저하를 해소할 생강의 체온 상승 효과

그때부터(약 20여 년 전부터) 나는 잡지나 신문, TV의 취재를 받을 때마다 항상 '저체온과 질병', '생강의 체온 상승 효과'에 대해 소개했다. 그 노력이 빛을 보았는지 차츰 사람들 입에 오르내리더니 어느새 '생강 붐'이 일었다. 그 영향으로 생강을 어느 음식에든 넣어서 먹어본 사람들은 자신이 느낀 생강의 효능을 이렇게 표현했다.

● "처음에는 홍차에 넣어서 마셨어요. 알싸한 생강 맛에 중독이 돼서 지금은 모든 음식에 넣어 먹어요. 일식, 양식, 중식, 어떤 음식이나 음료와도 잘 어울린답니다." (21세, 학생)

● "사무실에 생강을 갖다놓고 녹차나 홍차, 밖에서 사온 페트병 음료에도 넣어 마셔요. 마시자마자 바로 몸이 후끈후끈해져서 겨울에도 땀이 촉촉하게 배어나옵니다. 계속 먹다 보니 어느 새 냉증도 다 나았어요. 이제는 생강 없인 못 살아요!" (30세, 직장인)

● "예전에는 다이어트와 신진대사 촉진을 위해 '시치미(고추, 참깨, 산초가루, 앵속씨, 유채씨, 삼씨, 진피 등 일곱 가지를 빻아서 섞은 향신료)'를 가지고 다니면서 뭐든 먹을 때마다 잔뜩 뿌려 먹었어요. 그런데 위가 나빠져서 튜브 생강으로 바꿔보았지요. 조금만 넣어도 충분히 효과가 있습니다. 자극이 강하지도 않기 때문에 위가 아플 일도 없고요. 이번 겨울에는 온 가족이 감기로 고생했는데 저 혼자만 쌩쌩했지요. 체중도 2kg이나 줄었어요!" (33세, 주부)

생강은 원래 '양념'이다. 때문에 생강을 한 가지 식재료로 계속 많은 양을 먹는 행동은 의사로서 절대 추천할 수 없지만, 음식이나 음료에 부지런히 넣어봤자 섭취하는 양은 얼마 안 될 뿐만 아니라 건강을 해칠 일도 없다. 거기다 칼로리까지 낮다(생강 10g을 갈면 약 2kcal).

특히 생강은 최근 문제가 되고 있는 냉증을 해소해줄 천연 약재나 다름없다. 냉증이 있으면 두통·어깨결림·생리통·생리불순·요통·두

근거림·숨참 같은 부정형 신체증후군(不定形 身體症候群. 특별한 병이 없는데도 몸의 일부에 고통이나 장애를 호소하는 것)을 호소하고, 비만·알레르기·우울증을 앓기 쉬우며, 위장이나 간·신장 등에 병이 걸리는 등 고통스런 나날을 보내게 된다. 이러한 여러 가지 이상 증상들을 해결하려면 우선 체온을 올려서 '몸을 덥히는' 일이 선결되어야 하는데, 몸을 덥히는 최고의 음식이 바로 생강이다.

현대에는 다양한 원인이 복잡하게 얽혀서 남녀노소를 불문하고 몸이 차가운 사람이 급증하고 있다. 그 탓에 많은 사람들이 원인 모를 몸과 마음의 이상을 느끼며 살아간다. 이런 배경을 고려하면 1년 내내 구할 수 있고 가격도 싸고 보관까지 쉬운 생강이 적격인 것이다.

본문에는 생강의 유효 성분과 효능, 생강을 이용한 음식 레시피, 생강 덕분에 건강을 회복한 사람들의 체험담 등이 가득 실려 있다. 이 책을 읽은 모든 분들이 자신에게 맞는 생강 건강법을 실천해서 건강에 자신 있는 인생을 손에 넣기를 바란다.

이시하라클리닉 원장 **이시하라 유미**

차 례

생강이 왜 이렇게까지 필요해진 걸까?
냉증을 앓는 사람들이 점점 늘어나고 있다

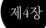 제4장

365일 생강의 힘을 체험하자!

내 몸을 살리는 생강 활용의 지혜

제5장

생강의 힘으로 병이 낫는다, 살이 빠진다, 아름다워진다!

증상별 · 고민별 생강 건강법

부록

맛있고 간단해서 효과 만점!
생강음료 & 저장식품 레시피

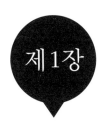

제1장

생강이 왜 이렇게까지
필요해진 걸까?

냉증을 앓는 사람들이 점점 늘어나고 있다

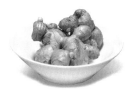

사람들의 몸이
차가워졌다!

 "냉증이에요", "항상 손발이 차요"라는 사람들이 정말 많은데, 내 몸이 차가워져 있는지 아닌지를 객관적으로 판단하려면 체온을 측정하는 방법이 제일 좋다.

요즘은 평열 35도대가 보통이라고?!

의학 대사전에는 '겨드랑이에서 쟀을 때 평균체온은 36.89 ± 0.34도'라고 나와 있는데, 독자 여러분 중에 평열이 36.89도인 사람이 과연 있을까. 아마 거의 없을 것이다. 내 클리닉을 방문하는 사람들의 체온을 재봐도, 높아봤자 기껏해야 36.2도에서 36.3도다. 대부분 35도대, 심한 경우에는 34도대도 있다.

우리 몸은 원래 36.5도에서 37도 사이의 체온에서 가장 잘 움직이도록 만들어졌다. 따라서 그보다 낮은 체온에서는 몸의 기능이 저하되어 여러 가지 질병이 발생하기 쉬워진다. 실제로 체온이 1도 떨어지면 대사는 약 12%, 면역력은 30%가 넘게 저하된다고 한다. 35.5도의 체온이 항상적으로 지속되면 배설 기능이 저하되고 자율신경기능이상(자율신경실조증) 혹은 알레르기 증상이 나오기 쉬워진다. 35도의 체온에서 암세포가 가장 왕성하게 증식하며, 34도는 물에 빠진 사람을 구했을 때 살릴 수 있느냐 없느냐의 경계선이 되는 체온이다.

또 기온이나 체온이 떨어지는 겨울에는 감기나 폐렴, 뇌경색이나 심근경색, 고혈압 같은 질환이 늘어날 뿐만 아니라 대부분의 질병에서 사망률이 올라간다. 하루 중에서 기온과 체온이 가장 낮아지는 오전 3~5시에 사망하거나 발작을 일으키는 사람이 많다는 사실도 밝혀져 있다.

건강한 사람이라도 기상한 뒤 한두 시간까지는 체온이 낮기 때문에 이 시간대에는 몸이 무겁거나 기분이 가라앉아 좀처럼 기운이 나지 않는다. 그 뒤 체온이 상승하면서 몸 상태도 고조되기 시작하여 체온이 제일 높은 오후 2시에서 5시 사이에 가장 활동적이 된다.

이처럼 체온은 인간의 건강이나 생명에 지극히 중요하다. 그런 체온이 낮다는 것은 중대한 문제다.

게다가 이 같은 저체온화 경향은 젊은 사람들만의 문제가 아니다. 다양한 연령대 환자들의 체온을 측정해보면 전체적으로 저체온임을 알 수 있다. 얼마 전까지만 해도 '냉증' 하면 젊은 여성의 전유물이었는데, 요즘에는 나이가 많든 적든, 남자나 여자나 모든 사람의 몸이 차가워져 있다.

겨울보다 여름에 몸이 더 차가워진다!

사계절이 순환하는 나라에서 '몸이 차갑다'라는 증상은 예전에는 당연히 '겨울철' 현상이었다. 하지만 요즘 시대에는 어떨까?

이제는 모든 곳에 에어컨이 설치돼 있다. 한여름에도 건물이나 차 안은 전혀 덥지 않다. 덥기는커녕 에어컨을 너무 세게 틀어서 춥기까지 하다. 덥지 않으니 체온이 상승하지 않고, 거기다 얇은 옷차림에 차가운 음료수 등 몸을 차갑게 하는 음식만 먹으니 당연히 몸이 더 차가워진다. 땀을 흘릴 일도 없어서 몸에 고인 수분을 제대로 배출하지 못하는데, 이것이 또 체내를 차갑게 하는 요인으로 작용한다. 이렇게 해서 '여름에 더 몸이 차갑다'라는, 일찍이 없었던 현상이 자리를 잡고 말았다.

에어컨 보급이 초래한 폐해가 하나 더 있다. 실외와 실내의 온도차가 너무 크게 벌어지다 보니 체온을 조정하는 자율신경에 엄청난 부담이 된다는 점이다.

자율신경의 균형이 깨지면 피로가 풀리지 않는다, 숙면을 취할 수 없다, 식욕이 없다, 어깨가 결린다, 손발이 차갑다 같은 부정형 신체증후군이 나타난다. 내 병원에도 여름의 끝 무렵만 되면 이런 증상을 호소하는 환자들이 줄을 잇는다. 혈관을 수축시키거나 확장시켜서 체온을 조절하는 자율신경에 혼란이 오면 혈액순환이 나빠져서 냉증은 더욱 악화된다. 혈액순환뿐만 아니라 호르몬 계통이나 소화기 계통에도 이상이 나타나기 때문에 질병을 불러들이기 쉬워진다고도 할 수 있다.

'저는 더위를 잘 타요' 이런 사람도 요주의!

'저는 더위를 잘 타니까 괜찮아요!' 라는 사람도 주의가 필요하다. 냉증이라고 해서 추위를 잘 타는 사람만 걸리라는 법은 없기 때문이다. 자각증상이 없어도 몸이 차가운 경우가 꽤 있다.

예를 들어, 손발은 따뜻해도 배를 만져보면 차갑다면 이 역시 냉증이다. '배'는 몸의 중심이다. 중심이 차가운 사람은 열이 표면에 몰려 있어 손발만 따뜻할 뿐 정작 체내는 차가운 경우가 많다.

또 땀을 많이 흘리는 사람도 냉증이라고 할 수 있다. 땀이 많이 나는 이유는 체내에 수분이 많기 때문이다. 격렬한 운동을 하지 않았는데도, 조금만 움직이거나 식사만 해도 땀이 나는 까닭은 대사가 활발해서가 아니라, 체내의 남아도는 수분을 버려서 몸을 따뜻하게 만들려는 반응 때문이다. 극도의 긴장 상태에서 나오는 식은땀 역시 마찬가지인데, 우리

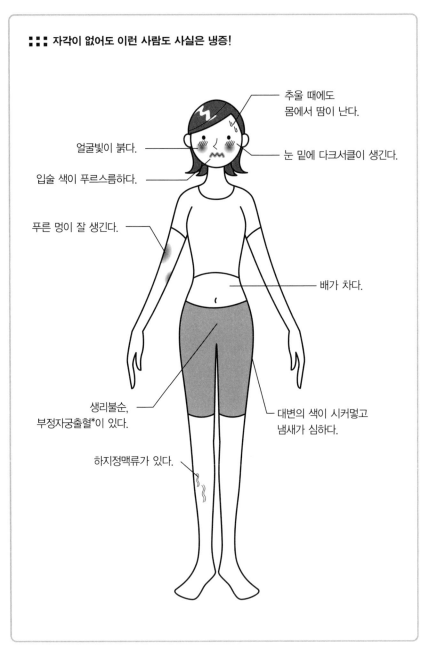

::: 자각이 없어도 이런 사람도 사실은 냉증!

추울 때에도
몸에서 땀이 난다.

얼굴빛이 붉다.

눈 밑에 다크서클이 생긴다.

입술 색이 푸르스름하다.

푸른 멍이 잘 생긴다.

배가 차다.

생리불순,
부정자궁출혈*이 있다.

대변의 색이 시커멓고
냄새가 심하다.

하지정맥류가 있다.

* 부정자궁출혈: 월경과는 관계없이 자궁에서 피가 나오는 병

몸은 스트레스에 대항하기 위해 수분을 버려서 체온을 올리려고 한다.

걸핏하면 붓는 사람도 체내에 수분이 많다고 보면 된다. 뒤에서 자세히 설명하겠지만, 물이 많으면 몸이 차가워진다.

여름은 날이 덥기 때문에 내 몸이 실제로는 차갑다는 사실을 알아채기 힘들지만, 그대로 방치하면 냉증은 계속 악화되기만 한다. 몸의 이상이 걱정인 사람은 제일 먼저 냉증을 의심해볼 일이다.

왜 이렇게 우리 몸이
차가워졌을까?

 에어컨의 보급 이외에도 몸을 차갑게 만드는
원인으로, 지난 20~30년 동안 자리 잡은 잘못된 식습관을 들 수 있다.

그중에서도 '과식'은 큰 문제다. '포식(飽食)의 시대'라는 말이 나온
지 이미 오래됐지만, 현대인은 정말 너무 많이 먹는다.

이것은 내가 항상 호소하는 바인데, 옛날과 달리 현대인은 이렇다 할
운동이나 노동을 하지 않기 때문에 애초에 1일 세끼 자체가 과식이다.

몸을 차갑게 만드는 최대 원인은 과식에 있다

　과식했더니 갑자기 졸음이 오고 피로가 한꺼번에 몰려와서 움직이기 귀찮아진 경험은 누구에게나 있다. 이런 현상은, 먹은 음식을 소화하고 흡수하기 위해 다량의 피가 위장으로 몰린 탓에 뇌나 근육 등으로 들어가는 혈액양이 줄어들었기 때문에 생긴다.

　체내에서 많은 열을 생산하여 체온을 유지시키는 곳이 근육과 간, 뇌, 심장 등이다. 안정 시 열 생산량은 골격근이 약 22%, 간이 약 20%, 뇌가 약 18%, 심장이 약 11%라고 한다. 이들에 혈액 공급이 제대로 안 되면 당연히 생산하는 열량도 줄어들기 때문에 체온이 떨어지고 몸이 차가워진다. 그 결과 다양한 질병에도 걸리기 쉬워진다.

　반대로 소식을 하거나 단식을 하면 위장으로 갈 혈액을 줄여도 되기 때문에 근육이나 뇌 같은, 위장 이외의 장기로 가는 혈류가 좋아져서 열 생산이 순조롭게 이루어진다.

　또한 과식은 혈액을 끈적끈적하게 오염시키는 원인이기도 하다. 먹은 음식을 다 소화하지 못하는 것이 끝이 아니라, 미처 연소되지 못한 단백질이나 지질, 당질이 노폐물이 되어 혈액을 오염시킨다. 혈액 성분 등에 대한 지식이 전혀 없었던 2천 년 전 옛날의 한의학에서도 '만병의 원인은 하나, 혈액의 오염에서 온다' 라고 한 데서 알 수 있듯이, 혈액 오염은 온갖 질병의 원인이라고 할 수 있다.

몸을 차갑게 하는 음성식품의 과다 섭취에 주의

　서양의학에는 '냉증'이나 '냉체질'이란 개념이 없지만, 한의학에서는 '냉증'을 매우 중요시한다. 2천 년 전부터, 먹으면 몸을 따뜻하게 하는 음식을 '양성식품', 반대로 몸을 차갑게 하는 음식을 '음성식품'이라고 분류하여 질병의 예방과 치료, 건강 증진에 활용해왔다.

　몸을 차갑게 하는 음성식품의 대표적인 예를 살펴보자.

- **수분이 많은 식품** : 물, 식초, 녹차, 커피, 주스, 콜라, 우유, 맥주 등
- **남방 원산 식품** : 파인애플, 바나나, 망고, 토마토, 오이, 카레 등
- **백색, 청색, 녹색 식품** : 백설탕, 크림, 우동, 잎채소 등
- **부드러운 식품** : 빵, 마요네즈, 버터, 케이크 등
- 생채소
- 화학조미료, 화학약품(갑상샘호르몬제 제외), 건강보조식품

　평소의 식생활을 돌아보기 바란다. 이들 음성식품만 먹고 있지는 않은가.

　내가 어렸을 때는 남방 원산 과일이나 빵, 버터, 마요네즈, 케이크 같은 서양식은 거의 먹지 않았고(사실 비싸서 못 먹었다), 생채소를 샐러드로 만들어서 먹는 습관도 없었다. 물론 지금처럼 자동판매기나 편의점에서 캔커피나 주스 등을 손쉽게 살 수 있는 환경도 아니었고, 건강보조식품

같은 것은 있는지도 몰랐다.

그랬는데 지금은 어떤가? 서양식 식생활이 정착되고, 물류의 발달, 인스턴트식품이나 냉동식품의 보급 등으로 한 세대 전과는 판이한 변화가 식생활에서 일어나고 있다. 현대인은 대부분 몸을 차갑게 하는 음성 식품에 둘러싸여 생활하며, 이들을 너무 많이 먹는다.

지나친 염분 제한도 몸을 차갑게 한다

'소금을 줄인 식습관'도 몸을 차갑게 한다.

이 말을 듣고 놀라는 사람도 많지 않을까. 최근 몇 십 년 동안, 염분의 과다 섭취가 고혈압이나 뇌졸중 등의 원인으로 지목된 탓에 감염(減鹽)이 중요하다는 것이 상식이 되었기 때문이다.

과거 도호쿠(東北)지방 사람들에게는 고혈압이나 뇌졸중이 많았다. 이 지방 사람들은 미소된장·간장·절임음식 같은 짠 음식을 좋아하는데, 조사 결과 하루 염분 섭취량이 30g 이상이라는 사실이 밝혀지면서 그 인과관계가 도마에 올랐었다. 그러나 지금에 와서는 그 상식이 뒤집어지고 있다.

왜냐하면 그때의 조사를 계기로 전국적인 감염운동을 실시하여 염분 섭취량을 대폭 줄였는데도 고혈압 환자 수는 줄어들지 않았기 때문이다. 또 뇌졸중의 사망률은 확실히 줄었지만, 뇌혈관에 혈전이 생겨서 막히는 뇌경색 사망률은 오히려 늘어났다.

도호쿠지방 사람들에게 고혈압이나 뇌졸중이 많았던 당시에도 그들의 평균 수명은 전국 평균보다 고작 2~3세 모자랄 뿐이었다. 즉 염분만이 원인이 아니라 겨울철 추위나 운동 부족, 채소 섭취의 부족 등도 영향을 끼치지 않았을까 추측된다.

한편, 한의학에서는 염분에는 몸을 따뜻하게 만드는 작용이 있다고 본다. 이 사실에 비추어 도호쿠지방 사람들은 염분을 많이 먹었기 때문에 혹독한 겨울을 견뎌낼 수 있었다고도 볼 수 있다. 만약 염분을 많이 섭취하지 않았더라면 고혈압이나 뇌졸중으로 쓰러지기 훨씬 전에, 몸의 냉증 때문에 생긴 감기나 폐렴·결핵·류머티즘·우울증 등으로 일찍 죽었을지도 모른다.

염분을 너무 줄인 나머지 염분 부족 상태에 빠져 몸이 차가워지고, 그 것이 원인이 되어 병에 걸린다면 아무 의미도 없다. 무턱대고 감염으로 내달리는 일은 하지 않는 편이 낫다.

다만 소금을 먹을 때는 인공화학염은 피하고, 약 100종류나 되는 풍부한 미네랄을 함유한 '천연염'을 먹도록 한다. 또 발한이나 배뇨를 철저히 해야 한다는 점도 명심하자. 수분과 함께 체내 나트륨도 말끔히 배출할 수 있다면 심장에 부담이 갈 일도 없고 혈압이 올라갈 걱정도 없다.

::: 현대인의 이런 습관이 몸을 차갑게 한다!

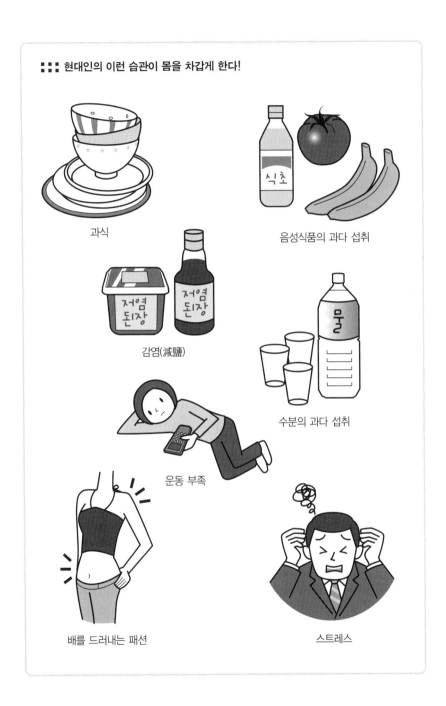

과식

음성식품의 과다 섭취

감염(減鹽)

수분의 과다 섭취

운동 부족

배를 드러내는 패션

스트레스

수분의 과다 섭취는 '수독'을 일으킨다

'몸을 차갑게 한다'라는 관점에서 보면, '염분을 줄인 식습관' 만큼이나 이의를 제기하고 싶은 건강 상식이 하나 더 있다.

바로 '수분을 많이 섭취하라'다.

많은 의사나 영양학자들이 '혈액을 맑게 하려면 되도록 많은 양의 수분을 섭취하라'고 지도한다. 이 말이 상식처럼 되어서 '하루에 반드시 2ℓ의 물을 마시려고 노력한다'든가, '물은 아무리 마셔도 살찌지 않고 몸에도 좋기 때문에 공복을 느낄 때마다 물을 듬뿍 마신다'고 말하는 사람도 많다.

그러나 물은 대표적인 음성식품이다. 차가운 물을 벌컥벌컥 대량으로 마시면 당연히 몸은 차가워진다. 또 배출되지 않고 체내에 고인 수분은 한의학에서 말하는 '수독(水毒)'을 일으킨다. 냉증이 원인으로 일어나는 여러 가지 증상이나 질병은 수독 때문인 경우가 많다.

나는 예전부터 '이시하라식 냉(冷)-통(痛)-수(水)의 삼각관계도'를 보여주며 수독에 대해서 설명해왔다.

'찬 데서 자면 설사한다'라고 할 때의 원인도, '냉방된 방에서 장시간 있으면 두통이 생긴다', '비가 오는 날은 신경통이 심해진다'라고들 말하는 이유도 모두 수독 때문이다. '냉증'과 '물'과 '통증'은 밀접하게 연관돼 있다. 몸이 차가워지면, 냉증을 일으키는 체내의 과도한 수분을 어떻게해서든 바깥으로 배출해서 몸을 따뜻하게 만들려는 메커니즘이

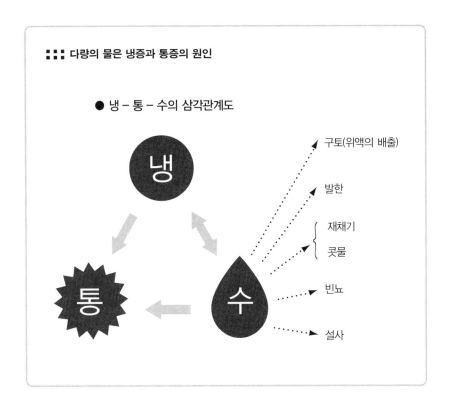

::: 다량의 물은 냉증과 통증의 원인

● 냉 – 통 – 수의 삼각관계도

냉

통

수

구토(위액의 배출)

발한

재채기
콧물

빈뇨

설사

발동한다. 구토나 발한, 재채기, 콧물, 빈뇨, 설사(물똥) 등은 그 같은 반응을 통해 체외로 배출된 수분이다.

　인간의 몸은 60~70%가 수분으로 돼 있다. 물론 수분은 생명을 유지하는 데 없어서는 안 될 요소이긴 하나, 그것은 소변이나 땀으로 충분히 배출될 때의 이야기다. 그저 맹목적으로 수분을 섭취하기만 한다고 좋은 것은 아니다. 운동 부족이거나 냉증이 있는 사람은 특히 조심해야 한다.

운동 부족도 냉증의 원인

식습관을 제외하면, 제일 먼저 떠오르는 냉증의 원인은 '운동 부족'이다.

앞에서도 썼듯이, 우리 몸에서 가장 많은 열을 생산하는 곳이 근육이다. 운동 부족으로 근육량이 줄거나, 근육의 운동량이 저하되면 열 생산량이 줄어서 체온이 떨어지고 몸이 차가워진다.

사람은 근육의 70% 이상이 하체에 있다. 그러므로 자주 걷는 습관이나 하체를 쓰는 스포츠가 냉증을 방지하는 데에도 중요하다는 사실을 알 수 있다.

이동수단이 도보밖에 없던 시절에는 사람들은 어쨌거나 많이 걸었다. 그에 비해 현대인은 놀랄 정도로 걷지 않게 됐다. 건강을 위해 하루 만보를 목표로 하라고들 하지만, 의식적으로 워킹 시간을 내지 않는 한 일상 생활만으로는 절대적으로 부족하다.

발은 '제2의 심장'이라고도 하는데, 하체 운동을 해서 근육을 충분히 사용하면 심장으로 되돌아가는 혈액순환도 원활해진다. 그 결과 전신의 혈행이 좋아져서 몸이 따뜻해진다. 반대로 하체를 충분히 사용하지 않는 생활을 지속하면 몸은 갈수록 차가워진다.

냉증은 스트레스와 패션과도 관계가 있다

현대인이라면 피해갈 수 없는 스트레스도 몸의 냉증을 조장하는 원인 중 하나다. 스트레스를 받으면 교감신경이 활발해져서 긴장 호르몬인 아드레날린이나 노르아드레날린의 분비가 늘어난다. 그 결과 혈관이 수축해서 혈행이 나빠지기 때문에 몸이 차가워진다. 극도로 긴장해서 손발이 차가워진 경험이 없는가. 이는 전형적인 스트레스 반응 중 하나다.

일시적인 스트레스라면 별문제 없지만, 현대는 복잡한 정보화사회라서 업무나 주위의 인간관계 등으로 계속해서 스트레스를 받기 쉽다. 즉 혈행이 나빠서 몸이 차가워진 상태가 늘 지속된다는 의미다.

스트레스를 피해갈 수 없는 이상, 쌓아두지 말고 해소하는 방법을 찾는 편이 상책이다. 하루를 마감하며 욕조에 따뜻한 물을 받아놓고 느긋하게 목욕을 즐기는 습관도 좋은 이완법인데, 바쁜 생활 탓인지 샤워만으로 끝내는 사람이 늘고 있다. 이 역시 몸을 차갑게 하는 원인이 되어 갈수록 건강이 나빠지기만 하는 악순환을 낳는다.

에어컨이 보급되어 과거로부터 전해내려오던 여름의 생활상을 바꿔버린 것이 냉증에 박차를 가했다는 이야기는 앞에서 했다. 겨울에도 역시 지하철이나 버스, 차 안, 건물 내부에 난방이 완비돼 있어서 춥지 않게 지낼 수 있다.

주변 환경이 이렇다 보니, 계절을 도외시한 패션으로 몸을 치장하는 사람이 늘어난 현상도 냉증이 만연하게 된 커다란 원인이다. 특히 젊은 여성들은 멋을 중시한 나머지 겨울에도 맨발에 펌프스를 신거나 미니스커트 차림으로 돌아다닌다. 여름은 여름대로 시내 한복판에서 수영복인지 헷갈릴 정도로 노출이 심한 옷을 입고 다닌다.

냉증은 그야말로 '현대병'이다. 몸이 차가운 사람이 늘어난 것도 당연하며, 앞으로 더욱 늘어나리라 예상된다. 그와 더불어 냉증이 원인이 되어 일어나는 질병도 증가할 것이다.

냉증을 막아서 질병을 예방하려면 평소부터 '몸을 따뜻하게 하는' 습관의 실천이 매우 중요하다. 하지만 바쁘게 살다 보면 실천하기 귀찮거나 어려운 방법은 계속하기가 쉽지 않다.

그래서 드디어 '생강'이 등장할 차례다. 언제나 간단하게 구할 수 있으며, 우수한 '냉증 제거' 효과는 선조들이 보증해준다. 게다가 이 '생강'에는 냉증 제거 말고도 많은 약효를 기대할 수 있다. 그 놀랄 만한 '생강의 힘'을 해설하기에 앞서, 백문이 불여일견이라고 했다. 실제로 생강으로 건강해지고 아름다워진 사람들의 사례를 소개하고자 한다.

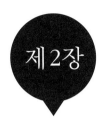

제 2장

몸이 바뀌었다!
건강하게, 아름답게!

생강의 힘을 체험한 사람들이 전하는
기쁨의 메시지

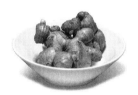

3개월 만에 체중이 6kg 줄고
허리도 5cm나 줄었어요!

- 20대, 여성, 회사원

키 157㎝에 체중 55.3kg이었던 S씨는 살이 찌기 시작한 중학교 때 이후로 여러 가지 다이어트에 도전했다가 좌절하는 과정을 반복해왔다.

"10대 무렵부터 매일 살 빼는 일만 생각했어요"라며 웃는 S씨는, 지금까지의 경험에서 '이런 다이어트는 오래 지속할 수 없다' 라는 자기 나름의 기준이 생겼다고 한다.

- 운동은 딱 질색이라 몸을 움직여서 살을 빼는 방법은 계속하지 못한다.

- 밥이나 면류는 먹고 싶은 욕구를 참을 수 있어도 사랑해 마지않는

단 음식을 완전히 끊고는 살 수 없다.

● 식사는 대부분 외식이나 편의점 도시락으로 해결하기 때문에 직접 저칼로리 음식을 만들어 먹는 방법은 무리다.

질색인 운동이나 요리를 하지 않아도 되고, 좋아하는 단 음식도 먹을 수 있고, 귀찮은 일은 하나도 안 해도 되는 다이어트. 그런 다이어트법을 찾아다니던 S씨가 돌고 돌아 간신히 만난 방법이 '생강 다이어트'였다.

처음 접하게 된 계기는, 같은 회사에 다니는 친구와 함께 떠난 1박2일 겨울 온천 여행이었다. 냉증으로 대사가 나쁜 S씨는 온천에 장시간 들어가 있어도 전혀 땀이 나지 않았고, 잘 때도 잠옷 밑에 긴팔 티셔츠와 발토시, 양말이 꼭 필요했다. 반면 친구는 온천에 들어가서 잠깐만 있어도 땀이 비 오듯 흐르고, 나와서도 "발이 아직도 따끈따끈해"라며 기분이 좋아 보였다. 물론 잠옷 한 장만 입고도 아침까지 잠도 잘 잤다고 한다.

게다가 이 친구는 매우 날씬한데도 놀랄 정도로 잘 먹는다. 푸짐하게 차린 숙소의 저녁밥도 남기지 않고 싹싹 비우고, 아침에도 "온천에 들어갔다 오니까 배고파"라며 맛있게 식사를 했다. 그런데도 키는 S씨와 거의 비슷한 반면 체중은 10kg 가까이 덜 나갔다.

그 친구와 대화하던 중 S씨의 마음에 걸린 것이 '생강'이었다. 물어보았더니, 그녀는 어릴 때부터 생강을 무척 좋아해서 요리에는 물론이고 된장국이나 메밀국수, 우동, 홍차에도 생강을 넣어 먹는다고 했다. "생강은 대사를 좋게 해주니까 한번 해봐!"라는 권유를 받고 그 자리에서 생강홍차를 마시기로 마음을 먹었다.

일일이 갈기가 귀찮아서 튜브에 든 생강을 구입했다. 아침에는 흑설탕(유기농 비정제 흑설탕)이 들어간 생강홍차를 한 잔 마시고, 점심은 메밀국수나 우동 등에 튜브생강을 넣어 먹었다. 밤에는 예전과 다름없는 식사를 계속했다. 공복을 느낄 때는 흑설탕을 많이 넣은 생강홍차를 마시기로 정했더니, 스트레스도 없고 체중도 술술 줄었다고 한다. 그와 동시에 항상 손발이 따뜻해졌고, 욕조에 들어가면 바로 땀이 나게 되었다.

3개월 뒤에는 체중이 49.1kg까지 떨어졌다. 허리는 5cm나 줄었고 허벅지도 가늘어져서 바지가 헐렁해졌다. 가슴은 그대로면서 고민거리였던 하체가 날씬해져서 더 기뻤다고 한다.

사실, 생강 다이어트가 하나도 괴롭지 않았기 때문에 생강홍차에 넣는 흑설탕을 빼면 살이 더 잘 빠지지 않을까 하는 생각도 했다고 한다. 일주일간 흑설탕을 빼고 생강홍차를 마셔봤지만 체중에는 변화가 없었고, 오히려 단 음식이 먹고 싶어져서 좌절할 뻔했다고 한다.

미네랄이 풍부한 흑설탕은 절대로 다이어트의 적이 아니며, 스트레스를 쌓아두지 않기 위해서라도 오히려 꼭 넣어야 한다. 생강홍차의 다이어트 효과를 높이고 싶다면 '소금'을 약간 넣는 방법을 추천한다.

뾰루지가 사라지고
피부가 매끈매끈해졌어요!

— 30대, 여성, 주부

 결혼한 지 1년 반 됐다는 Y씨는 처녀 적부터 심한 냉체질이었고, 호르몬 균형이 나쁜 탓인지 목 부위와 얼굴선을 따라 뾰루지가 심하게 났다.

결혼 전에 우연히 서점에서 내 책을 만나서 '몸을 따뜻하게 하는 것이야말로 최고의 건강법이다'라고 깨달은 Y씨는 매일 반신욕과 복대, 발가락양말을 빠뜨리지 않는 생활로 바꾸었고, 덕분에 땀도 잘 나고 뾰루지도 조금 개선되었다. 하지만 아직 '고운 피부가 되었다'라고 할 정도는 아니어서 상심했다고 한다.

결혼 후 회사를 그만두고, 이번에는 내가 쓴 다른 책을 사서 읽으면서 생강의 놀라운 효능에 감격했다. 그 즉시 생강홍차를 매일 4~6잔씩 마시고, 요리에도 열심히 생강을 넣고, 목욕할 때는 매번 생강을 갈아서 찻잎 주머니에 넣어 물에 띄웠다고 한다.

그래서 어떻게 됐을까? 2주도 지나기 전에 그렇게 심했던 뽀루지들이 흔적도 없이 사라지면서 피부가 매끈매끈해졌고, 친구들이 연거푸 "도대체 어떻게 그렇게 피부가 고와졌니?"라는 질문을 하며 신기해했다고 한다. 또 붓기가 빠진 덕분인지 얼굴이 작아지고 팽팽해져서, 이 또한 놀랍고도 기뻤다고 한다.

생강을 계속 먹으면 피부가 고와지고 붓기가 빠지는 이유는 피부의 대사가 좋아지기 때문이다. 생강으로 몸이 따뜻해져서 피부의 혈행이 좋아지면 배설작용도 강해지기 때문에 여분의 수분이나 독소 등이 배설된다. 그래서 피부로 가는 영양이나 산소 공급이 늘어나서 피부가 아름다워진다. 생강에 풍부하게 함유된 아연에도 피부의 대사를 개선하는 작용이 있다.

결혼 뒤 비즈니스 매너 강사로서 활동을 시작한 Y씨는, 남 앞에서 말할 기회가 늘어나다 보니 여성으로서 아름답지 않으면 부끄럽다는 생각이 강해졌기 때문에 한층 더 기뻤다고 한다.

놀라운 변화는 이뿐만이 아니었다.

Y씨와 함께 생강홍차를 마시고 생강목욕을 한 남편도 컨디션이 눈에 띄게 좋아졌던 것이다. 한 달 동안 계속했더니, 원래 창백했던 얼굴의 혈색이 조금씩 좋아지고 피부에 붉은기가 돌아오기 시작했다. 그와 동시에 아침에 일어나는 일이 예전처럼 괴롭지 않아졌다고 한다. 쉽게 피곤을

느껴서 한숨만 쉬곤 했었는데, 무슨 일에든 의욕이 넘치고 정력적으로 바뀐 모습에 부부 모두 놀랐음은 말할 필요도 없다.

"이거 굉장한데!"라고 감탄한 두 사람은, 몸이 안 좋은 친구들에게 내 책과 함께 생강을 선물했다고 한다. 부럽게도, Y씨 부부가 사는 아파트 바로 옆에서는 정기적으로 아침 장이 서는데 거기서는 소쿠리에 가득 든 생강을 고작 100엔(약 1,500원)이면 살 수 있다고 한다.

즉시 생강 건강법을 실행으로 옮긴 친구들한테서도 "몸이 따끈따끈 따뜻해져서 기분이 굉장히 좋아"라는 감사의 말을 들었다고 한다. 개중에는 "그동안 생리불순이라서, 기초체온을 재서 의사에게 보여주면 배란이 이루어지지 않고 있다는 말을 들었었는데, 생강홍차를 마시면서부터 체온이 안정되었고, 며칠 전에는 산부인과에 갔더니 제대로 배란이 되고 있대요"라고 기뻐하며 소식을 알려온 사람도 있다고 한다.

Y씨 자신도 생강 건강법을 시작하기 전에는 기초체온이 35도대인 날도 많았지만, 지금은 36도를 밑도는 경우가 없다고 한다.

앞으로도 이들 부부가 '생강 홍보대사'를 자처하며 생강의 힘을 주위로 널리널리 퍼뜨려주시기 바란다.

우울증으로 반년 휴직한 후에 직장으로 복귀했습니다!

— 30대, 남성, 교사

　　요즘에는 학교 선생을 둘러싼 환경도 갈수록 혹독해지기만 할 뿐이다. 지인의 아들인 K씨는 유명 대학을 졸업한 뒤 높은 경쟁률을 뚫고 초등학교 교원 채용시험에 합격했다. 학교에서는 열의 넘치는 젊은 선생으로서 자기 일에 최선을 다했다. 사적으로도 학생 시절부터 사귀던 여성과 결혼도 했다. 예쁜 딸까지 하나 얻어, 주위 사람들 눈에는 전도양양하게만 보였다. 나도 한 번 만난 적이 있었는데, 고지식해 보이긴 했지만 밝은 웃음이 인상적인 호감 가는 청년이었다.

　　그래서 K씨가 다니던 학교를 우울증으로 휴직했다는 소리를 듣고도 믿기지 않았다.

　　나의 지인이기도 한 그의 모친의 말에 따르면, 전근을 간 학교에서 소위 말하는 극성 학부모의 거듭되는 무리한 요구에 시달리다가 심신이 완전히 피폐해진 것 같다고 한다. 병원에 다니며 약을 먹고는 있지만, 증상은 일진일퇴를 거듭할 뿐 복직할 전망이 보이지 않는다고 했다. 생각하다 못한 모친이 내 병원에 상담을 하러 왔다.

나는 정신과 전문의가 아니지만, 우울증 같은 정신적인 부조는 한의학에서는 '냉증'이 초래한다고 본다. 그래서 몸을 따뜻하게 하면 부조개선에 효과적이기 때문에 무조건 생강을 많이 먹게 하라고 했다. '기를 소통'시킨다는 '차조기 잎'에도 우울증을 개선하는 작용이 있다. 차조기 잎을 넣은 '차조기생강탕'을 하루 3잔 이상 마시고, 생강을 갈거나 차조기 잎을 썰어서 찻잎 주머니에 넣어 욕조에 띄우는 '생강목욕', '차조기잎목욕' 등을 매일 하라고 조언했다.

또 알코올을 잘 마시는지 물어보았더니, 술이 세지는 않지만 몇 잔 정도는 괜찮다고 했다. 그렇다면 며느리에게 '생강주' 만드는 법을 알려줘서, 자기 전에 뜨거운 물을 탄 생강주를 K씨에게 마시게 하라고 권했다.

내 설명을 전부 메모해서 돌아간 지인은 아들 부부에게 그대로 전달했을 것이다. 얼마 뒤 지인은 '선생님께서 가르쳐주신 내용을 모두 실행하고 있나 봅니다. 취침 전에 생강주를 마셨더니, 덕분에 푹 잘 수 있게 되었다며 기뻐했습니다'라는 편지를 보내왔다. K씨는 불면이 무엇보다도 가장 고통스럽다고 했는데, 그런 불면이 해소되었다고 하니 앞으로도 분명 더욱 좋아지리라 확신했다.

아니나 다를까, 잠을 잘 자게 되면서 차츰 기운을 회복한 K씨는 반년

간 학교를 휴직한 뒤 무사히 복직할 수 있었다.

어머니와 함께 내 병원을 찾은 K씨는, 전보다 조금 마르긴 했지만 안색도 좋았고 미소를 되찾은 모습이었다.

"선생님의 가르침을 지켜서 생강과 차조기 잎을 많이 먹었더니 효과를 본 것 같습니다. 아무리 식욕이 없고 기분이 우울하고 잠이 안 올 때라도 생강이나 차조기 향기를 맡으면 마음이 뻥 뚫리는 느낌이 들어서 신기했습니다"라고 말했는데, 이것이야말로 생강과 차조기의 '기를 소통'시키는 힘이다.

스트레스를 받으면 혈관이 수축해서 혈행이 나빠지기 때문에 몸이 차가워진다. 앞으로는 지혜롭게 마음을 다스리는 방법을 익히길 바란다. 물론 취침 전의 생강주도 잊지 마시고.

매년 찾아오던 냉방병, 여름감기와 연을 끊었어요

― 40대, 여성, 시간제 근무자

매년 여름이 돌아오는 것이 두려웠다는 M씨. 오랜 세월 간토(関東)지방에서 살았지만, 원래는 북쪽 지방에서 나고 자랐다고 한다. 젊었을 때부터 에어컨 바람이 괴로웠는데, 40대가 되면서부터는 냉방을 튼 방에 오래 있으면 심한 두통이나 어깨결림이 찾아오기 시작했다.

양어깨 속에 마치 철판이라도 집어넣은 듯 삐걱거리고 딱딱해져서 목을 좌우로 돌리기도 힘들었다. 그러던 어느 날 머릿속 한가운데를 송곳으로 쑤시는 듯한 통증이 덮쳐오더니, 가만히 앉아 있을 수 없을 정도로 두통이 심해졌다. 여기서 더 심해지는 날에는 구역질까지 나서 화장실에서 나오지 못한다고 했다.

"그 상태가 되면 두통약을 먹어도 전혀 듣지 않습니다. 가만히 누워서 폭풍 같은 발작이 지나가기만을 기다리는 수밖에 없지요."

냉방을 피하려 해도, 일을 하는 이상 직장의 에어컨을 마음대로 끌 수도 없고, 퇴근하면 집은 또 집대로 남들 배 이상은 더위를 타는 남편이 리모컨으로 에어컨의 설정 온도를 낮춰놓아 한밤중에 부부 침실을 몰래 빠져나와서 거실 소파나 바닥에 누워 뜬눈으로 밤을 지새운 적도 여러 번 있었다.

게다가 체력까지 떨어졌는지 여름감기도 고민거리였다. 그도 그럴 것이 한번 걸리면 잘 낫지 않았다. 열은 내려도 콧물이나 기침이 줄곧 떨어지지 않았다. 그러다 간신히 나았다 싶으면 다시 감기에 걸려서 여름 내내 감기를 달고 사는 해도 있었다.

그런 M씨가 내 책과 만난 곳은, 감기 치료를 위해 다니던 병원 대합실이었다고 한다. '만병의 원인은 냉증에 있으며 생강이 몸을 따뜻하게 한다'라는 설명에, "이거야말로 내가 찾고 있던 거다!"라고 직감적으로 느끼고 집으로 돌아가는 길에 서점에 들러 같은 책을 샀다고 한다.

책을 읽고 자신의 몸이 남들보다 훨씬 차갑다고 느낀 M씨는 생강홍차와 생강탕에다가, 역시 몸을 따뜻하게 하는 갈분(칡녹말)을 넣었다. 그리고 일과 삼아 매일 같이 마셨다. 이 밖에도 아침의 된장국이나 직접 만드는 요리에 생강을 갈거나 썰어서 듬뿍 넣어 먹었다. 생강간장과 생강소스, 생강드레싱 등도 만들었다고 한다.

또 감기 초기에도 갈분을 넣은 생강탕이나 파생강탕, 뜨거운 물을 탄 생강주 등을 미리 마셔서 몸을 따뜻하게 한 다음 바로 이불 속으로 들어갔다.

이렇게 생강을 활용하여 철저한 온열 작전을 반년간 실시한 결과, 작년 여름에는 두통 발작이 한 번밖에 없었다고 한다. 강도도 심하지 않아서 뜨거운 칡생강탕을 마시고 누웠더니 바로 가라앉았다. 여름감기도 걸리지 않았다고 하니 놀라운 효과다.

매년 여름을 심하게 타는 탓에 식욕도 사라져서 초가을 무렵이 되면 체중이 2~3kg씩 줄곤 했었는데, 그런 일도 없어지고 스스로도 놀랄 정도로 활기차게 지낼 수 있었다고 한다.

이번 여름도 생강 파워로 꼭 이겨내시길 바란다.

골칫거리였던 요통이
생강습포로 나았습니다

— 50대, 남성, 농업

55세인 A씨는 나이보다 상당히 젊어 보인다. 고원 양배추 재배를 생업으로 하고 있어서 봄여름에는 잘 시간도 없을 정도로 바쁘지만, 가을부터 겨울까지는 비교적 한가하게 지낼 수 있다.

나는 이즈(伊豆)에서 단식을 위주로 하는 요양소를 운영하고 있는데, 매년 10월이 되면 A씨 부부가 머물다 가는 것이 지난 7~8년간의 연례행사였다.

단식 중에도 항상 기운차게 골프를 치러 다니던 A씨가 지난번에 왔을 때는 골프 세트를 가져오지 않았다. "맛있는 공기를 마시며 골프를 치는 쪽이 단식보다도 건강에 좋다"라고 말하던 A씨가 골프를 치지 않는 모습이 이상해서 물어보았더니, 두 달쯤 전에 농사일을 하다가 허리를 다

쳤는데, 이후로 계속 허리 부위의 뻐근함이 사라지지 않는다고 했다.

"아직 젊다고 생각했었는데 역시 더 이상 청춘이 아닌 게지요"라고 중얼거리는 모습은 이전의 활기찬 A씨라고는 믿어지지 않았다. 지금까지 병 한번 앓지 않으며 건강에 절대적인 자신감을 가졌던 사람일수록 갑자기 찾아온 몸의 이상에 충격을 받기 마련이다.

일상적으로 걸어 다닐 때는 지장이 없어 보이지만, 피곤하면 허리에 둔한 통증을 느낀다고 했다. "무거운 짐을 들거나 같은 자세로 장시간 일하면 허리에 전류가 흐르는 듯한 통증이 느껴질 때도 있습니다"라며 얼굴을 찡그렸다.

부인에게 물어보니, A씨가 처음 허리를 다친 날은 전날까지 무척 더워서 맥주를 벌컥벌컥 마신 뒤 에어컨을 세게 틀어놓고서 속옷 한 장만 입고 아침까지 잤다고 한다. 게다가 그 한 달 전부터 '더우니까 목욕은 관두자'라며 욕조에 몸을 담그는 대신 샤워만으로 끝냈다고 한다.

요통 대부분은 하체 근육의 쇠퇴와 더불어 냉증이 원인이다. 나는 A씨에게 "여기 있는 동안은 매일 생강습포를 받으러 오세요"라고 조언했다. 내 요양소에는 마사지와 생강습포를 받을 수 있는 시설이 설치되어 있다. 생강습포를 허리에 대면 혈행이 좋아져서 허리를 따뜻하게 하는 효과와 함께 진통 효과도 있다.

내 조언을 따른 A씨는 7박8일 단식 기간 중 하루도 빠뜨리지 않고 생강습포 치료를 받았다. 첫날에는 "허리뿐만 아니라 온몸이 따뜻해져서 마치 사우나에라도 들어온 것처럼 땀을 많이 흘렸습니다. 아직도 전신이 뜨끈뜨끈해요"라며 놀라워했고, 7일째에는 "허리의 통증과 뻐근함이 깨끗이 사라졌습니다. 지금까지 침도 맞아보고 정체(整體)도 해보고, 별짓을 다해도 좋아지지 않았는데 생강습포로 낫다니 믿을 수가 없습니다"라며 크게 기뻐했다.

완전히 기운을 되찾은 A씨는 "내년에는 골프백을 가지고 꼭 다시 오겠습니다"라는 말을 남기고 돌아갔고, 이에 나는 약속을 지키기 위해서라도 몸을 차갑게 하지 말고 집에서도 생강습포를 계속 하라고 했다. 또 몸을 따뜻하게 하는 생강홍차도 계속 마시라고 조언했다.

나이가 들수록 쇠약해지는 하체를 강화하기 위해서는 평소 걷기나 스쿼트 등으로 단련하고, 우엉이나 당근·연근·참마 같은 뿌리채소를 적극적으로 먹으라고 추천하고 싶다. 덧붙이자면, 요통에 자주 쓰이는 한약 '팔미환(八味丸)'에도 참마가 들어간다.

위장이 건강해지니
밥맛도 좋아졌어요!

— 60대, 여성, 주부

I씨는 내 책을 읽고 출판사 앞으로 편지를 보내왔다. 달필로 써내려간 편지에 따르면, 갱년기가 한창이던 50대 전반 무렵부터 이전에 없었던 몸의 이상이 하나둘 나타나기 시작하면서 무척 고생했다고 한다.

특히 위장이 부쩍 약해져서 위염이나 위궤양, 신경성 장염 등을 반복했다고 한다. 병원에서 처방받은 약을 먹으면 일시적으로는 좋아지지만, 조금만 지나면 다시 상태가 나빠졌다. 이대로 평생 위장약을 달고 살아야 하나 하고 거의 단념했을 무렵, 내 책을 읽고 생강이 위장에 잘 듣는다는 사실을 알게 되었다고 한다.

'선생님의 책에 위가 약한 사람의 명치를 만져보면 차갑다고 나와 있는데 확실히 위 근처를 만져보니 얼음장처럼 차갑고 싸늘했습니다. 그때까지는 '위장의 이상＝냉증'이란 생각은 해본 적이 없었기 때문에 마치 어둠 속에서 빛을 본 심정이었습니다. 그 뒤로 잘 때는 꼭 복대를 두르고, 낮에도 쓰고 남은 핫팩 등으로 배를 따뜻하게 유지하려고 노력했습니다'라고 쓰여 있었다.

또한 생강홍차나 생강탕을 매일 마시고, 매실간장번차도 자주 만들어 마셨다고 한다. 생강에는 위장 내벽의 혈행을 좋게 해서 소화·흡수를 높이는 작용이 있다고 알려져 있는데, 이들을 적극적으로 마셨기 때문에 위장에 매우 큰 효과를 보지 않았나 생각된다. 편지의 뒷부분도 마저 소개한다.

'생강은 잃어버린 식욕까지 되찾아주었습니다. 알싸하게 매운 생강을 요리에 넣었더니 무슨 음식이든 맛있어졌습니다. 생강을 적극적으로 먹으면서 위장을 따뜻하게 했더니, 한 달 정도 지났을 무렵일까요. 어느 틈엔가 10년 가까이 고생하던 위의 불쾌감과 공복 시 통증, 식욕부진 등의 증상이 사라져 있었습니다. 효과가 있을 거라 믿고는 있었지만, 그 빠른 속도에는 정말 놀랐습니다. 이시하라 선생님께는 진심으로 감사합니다.'

생강과 복대만으로 위장의 질병이 낫는다면 이보다 더 싸고 안전한 방법은 없다. 가벼운 복근운동과 목욕 등도 함께 실천해서 더욱 복부의 혈행을 좋게 하길 바란다.

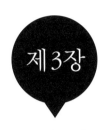

제3장

냉증 제거부터
암세포 증식 억제 효과까지,
생강의 놀라운 힘

전 세계에서 각광받는 생강의 놀라운 능력

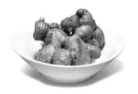

생강은 최고의
냉증 제거 식재

 '냉증 인구'의 급증을 배경으로 일본에서 공전의 붐을 일으킨 생강이지만, 서양이나 중국·인도 등지에서는 옛날부터 여러 가지 효과가 있는 식재로 귀히 쓰여져왔다.

전 세계에서 사랑받는 미러클 식재, 생강

생강의 원산지는 인도인데, 기원전 2세기에 이미 해로를 통해 고대 그리스나 고대 로마로 전파되었다고 한다. 육로로는 페르시아 등을 경유하여 투르크, 유럽으로 운반되었다. 인도의 전승 의학인 '아유르베다'의 서적 중에는 생강을 두고 '신이 내린 치료의 선물'이라 기술했고, 이슬람교의 경전《코란》에서도 '하늘이 내린 성스러운 영혼'이라고 표현했다.

'피타고라스의 정리'로 유명한 그리스의 철학자 피타고라스도 생강을 소화제나 구풍제(驅風劑, 장의 가스를 제거하는 약)로 사용했다고 하며, 그 뒤를 이은 고대 로마인들은 식중독 등의 해독제로 썼다고 한다.

또한 중세 이후에는 왕가나 귀족들 사이에서 부와 권력의 상징이 되었다. 16세기 영국에서는 생강 1파운드(약 450g)를 양 한 마리와 교환했다고 하니, 얼마나 귀중하게 다뤘는지 알 만하다. 또 영국에서 페스트가 유행했을 때 시민의 3분의 1이 죽었는데, 평소에 생강을 많이 먹은 사람은 죽지 않았다는 사실을 안 헨리 8세는 런던 시장에게 '진저브레드(생강빵)'를 만들라는 지시를 내렸다. 이 일을 계기로 이후 영국을 비롯한 서양에서는 진저브레드나 사람 모양을 한 진저쿠키를 즐겨 먹게 되었다고 한다.

생강의 뛰어난 약효는 이처럼 2천 년 이전부터 사람들의 경탄을 자아냈고, 그들의 건강을 지켜왔다.

무려 70%의 한약에 생강이 들어간다

중국에서도 생강은 중의학에서 빼놓을 수 없는 존재로 널리 이용돼왔다. 중의학의 원전이라 할 수 있는 《상한론(傷寒論)》에도 '생강은 몸을 따뜻하게 해서(혈류를 좋게 해서) 모든 장기의 활동을 활발하게 만든다. 체내의 불필요한 체액(체내에 고인 물)을 제거하며, 기를 소통시키고(정체된 기를 뚫어주고)…'라는 내용이 나온다. 명나라 시대에 저술된 《본초강목(本草綱目)》에도 '생강은 백사(百邪, 다양한 질병)을 방어한다'라고 기술되어 있다.

또한 한약을 보면, 의사가 처방하는 의료용 한방 백 수십 종류 가운데 무려 70~80%에 생강이 들어간다.

한의학 공부를 시작한 지 얼마 안 되었을 때 이 사실을 알고 무척 놀랐다. 이 일을 계기로 그때까지 아무 생각 없이 먹던 생강에 깊은 관심을 갖게 되었고, 항상 감사하는 마음으로 먹게 되었다.

감기약으로 유명한 '갈근탕(葛根湯)'이나 위약(胃藥)인 '안중산(安中散)', 간질환에 처방하는 '소시호탕(小柴胡湯)', 장의 이상에 쓰는 '계지가작약탕(桂枝加芍藥湯)' 등에도 생강이 들어간다.

생강에는 '기, 혈, 수'를 조정하는 작용이 있다

'생강 없이 한방은 성립되지 않는다'라고 말하는 이유는, 생강에는 한방에서 말하는 '기(氣), 혈(血), 수(水)'의 흐름을 정상으로 만들어서 건강을 지키는 효능이 있다고 여기기 때문이다.

한의학에서는 '기, 혈, 수'가 정체되면 온갖 질병이 일어난다고 본다.

'피의 정체(停滯)'를 '어혈(瘀血)'이라고 하는데, 흔히 말하는 '혈액이 끈적끈적'한 상태다. 심장이나 혈관계의 기능이 저하되어 혈류의 흐름이 나빠지면 그 부분의 세포는 정상적으로 활동하지 못하게 되어 온갖 질병의 원인이 된다. 방치하면 염증이나 종양, 심근경색이나 뇌경색 같은 심각한 질병으로 진행된다. 22쪽의 그림에 나온 '몸에서 땀이 난다', '붉은 얼굴', '대변의 색이 시커멓고 냄새가 심하다', '하지정맥류가 있다' 등의 항목은 어혈 때문에 혈액이 정체되었을 때 나타나는 대표적인 증상들이다. 즉 냉증은 혈액 오염으로도 직결된다.

또 '물'의 흐름이 나빠져서 정체된 상태(수독, 水毒)에 대해서는 31쪽에서 설명했다.

그리고 '기의 정체'란, 눈에 보이지 않는 생명 유지 에너지가 정체되는 현상이다. '활기'니 '기력'이니 '기합'처럼 '기'가 들어간 단어는 무척 많다. 기는 신진대사를 촉진하고 체온을 정상으로 유지하기 위해 꼭 필요한 원동력이라 할 수 있는데, 기의 흐름이 방해받아 정체되면 처음에는 '어쩐지 몸이 찌뿌드드하다', '몸 여기저기가 아프다', '헛배가 부르다' 같은 불쾌감으로 나타난다. 심해지면 우울증이나 불면증, 만성 피로증후군 등으로 진전되기 쉽다.

생강에는 '기, 혈, 수'의 흐름을 좋게 해서 건강을 증진시키는 만능 작용이 있다.

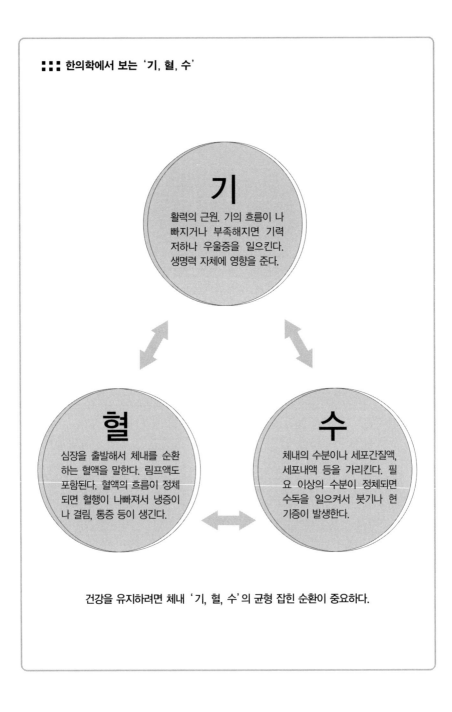

기

활력의 근원. 기의 흐름이 나빠지거나 부족해지면 기력 저하나 우울증을 일으킨다. 생명력 자체에 영향을 준다.

혈

심장을 출발해서 체내를 순환하는 혈액을 말한다. 림프액도 포함된다. 혈액의 흐름이 정체되면 혈행이 나빠져서 냉증이나 결림, 통증 등이 생긴다.

수

체내의 수분이나 세포간질액, 세포내액 등을 가리킨다. 필요 이상의 수분이 정체되면 수독을 일으켜서 붓기나 현기증이 발생한다.

건강을 유지하려면 체내 '기, 혈, 수'의 균형 잡힌 순환이 중요하다.

TV방송 후 엄청난 반향을 일으킨 생강 요법

내가 생강의 냉증 제거 효과에 주목한 지도 그럭저럭 25년이나 된다. 지금이야 '생강은 냉증을 제거해서 몸을 따뜻하게 만든다'라는 말에 반론을 제기하는 의사나 영양학자는 없어졌지만, 서양의학 일변도였던 25년 전에는 그런 민간요법적인 내용을 진지하게 주장하는 의사는 나 한 사람밖에 없었다.

그러나 모든 질병이나 증상의 근원에는 '냉증'이 숨어 있다는 사실을 깨달은 나는, 평소에도 손쉽게 몸을 따뜻하게 해주는 방법이 없을까 계속 찾아다녔다.

다행히 내게는 한약 관련 지식이 있었기 때문에, 몸을 따뜻하게 하는 한약을 처방하면서 그 대부분에 들어가는 생강의 약효를 간편하게 이용할 수 있는 방법을 고민했다. 그러다가 뜨거운 홍차에 생강을 적당량 갈아 넣는 '생강홍차'를 떠올렸다.

이 생강홍차를 클리닉에 오는 환자들에게 권해보았더니, '만들기도 쉽고 맛도 좋고 몸까지 좋아졌다'라며 평이 아주 좋았다. 그래서 자주 인터뷰를 하던 건강 잡지에서 소개했더니 아니나 다를까, 전국의 독자한테서 놀랄 정도로 엄청난 반향이 밀려들었고, 그 뒤 여러 잡지와 TV 프로그램에서도 생강홍차 특집을 편성하기에 이르렀다.

2001년 3월 7일 방송된 후지TV의 〈수퍼뉴스〉는 '배부른 다이어트' 특집에서 '생강홍차 다이어트'를 다뤘다.

주부 3명이 하루 세끼를 배부를 정도로 든든히 챙겨먹으면서 특정 음식을 먹어서 살을 뺀다는 취지의 내용이었다. A씨가 생강홍차, B씨가 새송이버섯, C씨가 파파야에 도전했는데, 생강홍차를 마신 A씨가 3명 중 가장 다이어트에 성공했다. 2주 만에 체중이 2kg 감소했고 허리도 2cm나 줄었다. 여기에 다시 1주일 더 생강홍차를 계속 마셨더니 총 3.3kg이 감량되었다.

이는 생강홍차가 체열을 올려 대사를 활발하게 해서 발한이나 배뇨, 배변을 촉진했기 때문이다. 프로그램 방송 뒤에는 병원으로 문의전화가 쇄도해서 진료에 지장을 줄 정도였다.

이후 생강은 나를 상징하는 대명사 같은 식재가 되었다.

냉증 외에
이런 증상에도 효과 만점!

 생강에는 냉증을 제거해서 몸을 따뜻하게 하는 효과 말고도 많은 효능이 있다. 이들 약효를 소개하기 전에 생강에 들어 있는 성분부터 설명을 하겠다.

생강이 자랑하는 성분과 약효들

생강(ginger)의 성분 중에서 특히 주목받는 것이 알싸한 매운맛의 주성분인 진저롤(gingerol)과 쇼가올(shogaol)이다. 생강을 가열하면 진저롤이 쇼가올로 변화한다.

진저롤에는 혈행 촉진 작용과 구역질을 억제하는 작용이 있다고 밝혀졌다. 또한 강한 살균력까지 겸비했다.

진저롤과 쇼가올 모두에 항산화작용(산화를 막는 작용)이 있다는 사실도 알려져 있다. 어패류나 육류를 이용한 요리에 생강을 넣으면 이들에 함유된 지질의 산화를 방지할 수 있고, 체내에서는 활성산소를 제거하기 때문에 노화 방지 효과도 기대할 수 있다.

생강의 껍질 바로 밑에 있는 가는 관에는 정유(精油, 특유의 방향을 지닌 휘발성 기름)가 들어 있다. 생강의 정유에는 진기베롤(zingiberol), 진기베렌(zingiberene), 커큐민(curcumine), 피넨(pinene), 시트랄(citral) 류, 보르네올(borneol) 등 400종류가 넘는 방향 성분이 들어 있다.

이들 성분의 상호작용으로 생강의 다양한 약효가 생겨난다. 지금까지 전 세계에서 행해진 연구를 통해 증명된 생강의 효능을 정리해보자.

1. 몸을 따뜻하게 한다

진저롤 등이 혈행을 촉진시키기 때문에, 몸을 따뜻하게 하여 냉체질을 개선하는 작용이 있다.

2. 면역력을 높인다

백혈구의 수를 늘리고 그 활동을 촉진해서 면역력을 상승시킨다.

3. 발한과 거담을 촉진한다

혈관을 확장해서 혈행을 좋게 할 뿐만 아니라, 체내의 여러 가지 관이나 샘 조직을 자극해서 발한과 거담(가래를 제거한다)을 촉진한다.

4. 기침을 가라앉힌다

뇌의 중추에 작용해서 기침을 없앤다.

5. 해열작용

해열진통제로 잘 알려진 아스피린 약효의 약 80%에 맞먹는 해열작용이 있다고 한다.

6. 진통 및 소염(염증을 없앤다) 작용

하루 10~30g의 생강 건조분말을 투여했더니 류머티즘이나 관절염에 효과적이었다는 실험 결과가 있다. 화학약품인 소염진통제는 위염 등의 부작용을 일으킬 가능성이 있으나, 생강은 위벽을 보호하는 작용이 있기 때문에 그 점에서도 안심이다.

7. 혈액 응고를 억제한다

혈소판의 점도(粘度)을 억제해서 혈액 응고를 방지한다. 혈전이 잘 안 생기게 되어 뇌경색이나 심근경색, 고혈압 등을 예방하고 개선하는 효과도 있다.

8. 강심작용

생강은 심근을 자극해서 심근의 수축력을 높이고, 혈관을 열어서 혈류를 좋게 한다. 맥박이나 혈압을 완만하게 내린다.

9. 위장의 소화흡수 능력을 높인다

위장 내벽의 혈행을 좋게 해서 위장의 활동을 활발하게 하여 소화흡수 능력을 높인다. 생강에 함유된 진지베인(zingibain)이란 성분은 강력한 단백질 분해 효소다. 파파야의 파파인(papain), 파인애플의 브로멜린(bromelin)에 필적할 정도의 효과가 있다.

10. 위궤양을 예방한다

생강에는 적어도 7종류의 항궤양 성분이 들어 있다는 사실이 밝혀졌다. 위궤양의 원인으로 알려진 헬리코박터 파일로리(Helicobacter pylori)를 살균하는 작용도 있다.

11. 구역질을 억제한다

숙취나 입덧, 뱃멀미 등으로 인한 구역질을 억제하는 효능이 있다. 항암제나 마취의 부작용으로 일어나는 구역질에도 효과적이다. 구역질은 신경전달물질인 세로토닌이 위장 운동을 과도하게 활성화시켜서 일어나는데, 생강의 성분인 진저롤에는 세로토닌의 활동을 억제하는 작용이 있다.

12. 항균, 항바이러스, 항기생충 작용

생강은 강한 살균력도 지니고 있다. 감기바이러스, 기관지염이나 폐렴 등을 일으키는 세균류, 대장균과 살모넬라균, 황색 포도상구균 같은 식중독균, 칸디다나 무좀 등의 진균에 대해 항균 작용을 한다. 회충이나 필라리아뿐만 아니라 물고기에 기생하는 아니사키스 같은 기생충도 구축한다. 그러므로 생선초밥에 곁들이는 가리(감초생강)를 함께 먹는 편이 좋다.

13. 현기증이나 이명을 예방한다

생강은 내이의 혈행을 좋게 해서 현기증이나 이명을 예방하는 효과가 있다.

14. 혈중 콜레스테롤을 내린다

생강의 진저롤이 담즙의 배설을 촉진하기 때문에 혈액 중 콜레스테롤이 저하된다.

15. 생식기능을 개선한다

혈행 불량을 개선하는 작용이 있는 생강은 자궁과 난소로 가는 혈행을 좋게 하고 그 활동을 촉진하여 월경을 가볍게, 정상적으로 만드는 효과도 있다. 불임에도 효과를 발휘한다. 남성에서는 정자의 운동률을 높인다고도 한다.

16. 산화를 방지한다

체내에서 활성산소를 제거하는 작용도 기대할 수 있기 때문에 암이나 알레르기, 면역질환 등은 물론이고 노화의 예방이나 개선에도 도움이 된다.

17. 우울증을 예방한다

한의학에서 생강은 '기를 소통시킨다'라고 하여 '우울증'을 개선하는 작용이 있다고 여겨왔다. '기병(氣病)'의 특효약인 한약 '반하후박탕(半夏厚朴湯)'에 들어가는 성분이기도 하다.

18. 해독을 촉진해서 체내를 정화한다

혈액의 순환을 좋게 하는 동시에 발한이나 배뇨, 배변을 촉진하는 작용이 있다. 체내의 독소를 배출시켜서 몸을 정화한다.

어떤가! 생강은 냉증 제거를 제외하고도 이렇게나 많은 효능이 있다. 게다가 하나 같이 현대인이 예방하고 개선하고 싶은 증상들만 모아놓지 않았는가.

암에 발휘하는 효능에도 주목

질병은 '기, 혈, 수'의 정체(停滯), 즉 몸의 냉증 때문에 생기는데, 생강은 그 해소에 크게 도움이 된다는 사실을 이제 알았다. 생강에는 몸을 따뜻하게 하는 작용이 있으며, 또한 혈액순환을 좋게 해서 체내 세포를 건강하게 만들고, 독소를 배출해서 혈액을 비롯한 체내를 깨끗하게 해준다.

이에 더해, 최근에는 암에 대한 효능도 주목을 모으고 있다.

2003년 10월 미국에서 개최된 '미국암연구학회'에서 미네소타대학교의 앤 보드(Ann M. Bode)와 지강 동(Zignag Dong) 두 연구자가 행한 흥미진진한 실험 결과가 발표되었다.

인간의 암세포를 이식한 쥐를 생강의 매운맛 성분인 '6-진저롤'을 투여한 집단과 투여하지 않은 집단으로 나눠서 추적 조사한 결과 '6-진저롤'을 투여한 쥐 집단 쪽이 발생한 종양의 수가 적었다고 한다. 생강의 성분이 면역력을 강화하고 항산화 작용을 발휘하여 암세포의 증식을 저지한 것으로 보인다. 진실로 생강은 '백사(百邪)를 방어하며 백사를 치유'하는 식재다.

최고의 조합
'생강＋홍차＋흑설탕'

 모든 질병을 예방하는 만능 식품인 생강. 생강을 매일 손쉽게 지속적으로 먹을 수 있고 생활 속에 효과적으로 접목시킬 수 있도록 내가 고안한 방법이 '생강홍차'다.

몸을 따뜻하게 하는 양성 식재를 조합해서 고안

생강홍차는 뜨거운 홍차에 생강을 적당량 갈아 넣고 흑설탕(유기농 비정제 흑설탕)으로 단맛을 낸 것이다.

'녹차나 뜨거운 물로는 안 될까요?' 라는 질문을 자주 받는데, 역시

홍차가 제일 좋다. 홍차는 녹차를 발효시켜서 만들지만, 몸에 미치는 영향이 녹차와는 크게 다르다. 녹색의 녹차와 뜨거운 물은 둘 다 몸을 차갑게 하는 음성식품이다. 반면 붉은색(검은색)인 홍차는 몸을 따뜻하게 하는 양성식품이기 때문이다.

또 홍차에 들어 있는 카페인은 이뇨작용을 발휘해서 수독을 예방해준다. 그리고 홍차의 붉은 색소인 테아플라빈(theaflavin)에는 강력한 항산화작용이 있어서, 체내에서 과도하게 발생한 활성산소의 제거에 도움을 줄 뿐만 아니라 감기 바이러스나 인플루엔자바이러스의 살균 효과가 있다는 사실도 알려져 있다.

생강과 궁합이 좋고, 생강의 냉증 제거 효과를 더욱 증진시키는 홍차와 조합한 생강홍차는 손쉬운 최강의 온열 건강식품이라고 할 수 있다.

생강홍차에 흑설탕을 넣으면 효과는 더욱 강력해진다. 백설탕은 음성식품이지만 흑설탕은 양성식품이다. 흑설탕에도 몸을 따뜻하게 하는 작용이 있다. 게다가 비타민과 미네랄도 풍부한데, 칼슘 함유량은 백설탕의 150배 가까이나 된다.

트리플 온열 효과로 강력한 작용

생강, 홍차, 흑설탕을 조합한 생강홍차. 들어가는 재료가 하나같이 양성식품이기 때문에 당연히 몸을 따뜻하게 하는 힘이 강하다.

생강홍차를 마시고 곧바로 몸이 따끈따끈 따뜻해지는 효과를 실감할 수 있다. 대사가 좋은 사람이라면 마시는 중간부터 땀이 나기도 한다.

매일같이 빠뜨리지 않고 마시다 보면 감기에도 잘 안 걸리게 된다. 걸렸다 해도 생강홍차를 하루 3~4잔씩 마시다 보면 가볍게 지나간다.

냉체질이나 붓기, 변비나 설사, 결림이나 통증 등도 어느 틈엔가 해소된다. 하루 종일 몸이 따뜻하고, 매일 편안한 몸과 마음으로 생활할 수 있다는 데 놀랄 것이다. 여러 가지 몸의 이상으로부터도 해방된다.

붓기 제거로 다이어트 효과까지

몸이 심부에서부터 따뜻해져서 체온이 올라가면 대사가 좋아지기 때문에 몸에 축적된 지방도 착착 연소되기 시작한다. 대사가 좋아지면 먹은 음식이 바로 에너지로 전환되는데, 이 말은 곧 지방이 잘 안 쌓이는 몸, 살찌지 않는 몸으로 바뀐다는 뜻이다.

전신의 장기가 활발하게 활동하고, 신장의 혈류도 좋아져서 배뇨가 늘어나면서 붓기도 해소된다. 물론 위장운동도 활발해지기 때문에 변비도 해소된다.

"많이 먹지도 않는데 무슨 짓을 해도 살이 안 빠져요"라는 말을 하는 사람들 대부분은 몸이 차다. 냉증 탓에 대사가 나쁘기 때문에 지방이 제대로 연소되지 않고, 또 체내에 여분의 수분이나 노폐물이 쌓인 채 배출

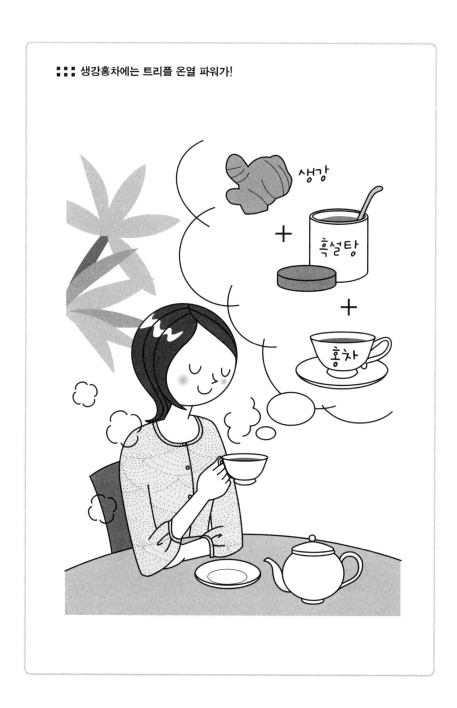

되지 않는다.

생강홍차를 마셔서 몸을 따뜻하게 하면 이들 증상은 단숨에 해소할 수 있다. 극단적인 식사 제한이나 고강도 운동을 할 필요도 없고 무리 없이 다이어트에 성공한다.

피부도 고와져서 오늘부터 당신은 피부 미인

생강홍차로 손에 넣을 수 있는 효과는 건강과 이상적인 체형뿐만이 아니다. 피부도 윤기가 흐르며 고와진다. 안티에이징 효과를 기대하며 고가의 화장품을 쓰는 사람은 우선 생강홍차부터 열심히 마셔보자.

목욕 직후 피부가 고운 이유는 혈행이 좋아졌기 때문이다. 생강홍차를 지속적으로 마셔서 냉증이 사라지고 혈행이 좋아지면 모세혈관의 구석구석까지 혈액이 돌기 때문에 신진대사가 활발해져서 피부가 몰라볼 정도로 깨끗해진다.

안색이 나빴던 사람이나 거무칙칙했던 사람은 볼에 혈색이 돌아오고, 고민거리였던 잡티는 희미해진다. 무엇보다 얼굴 전체에서 생기가 넘치며 빛이 난다.

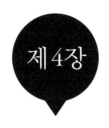

제4장

365일 생강의 힘을 체험하자!

내 몸을 살리는 생강 활용의 지혜

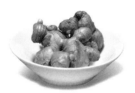

생강의 힘을
최대한 끌어내려면?

 생강에도 여러 종류가 있다. 전 세계적으로 500종 이상이나 되는 품종이 있다고 한다.

보통 채소 가게나 슈퍼마켓 등에서 흔히 보는 날생강은 오랜 세월 우리나라에서 재배되면서 우리나라의 풍토나 기후에 맞게 개량된 품종으로, 뿌리줄기를 주로 사용한다.

쉽게 구할 수 있는 날생강을 이용

생강은 수확 시기에 따라서 명칭이 달라진다. 5월에 심어 9월경에 캔

것을 '신생강(新生薑)'이라고 하는데, 미소된장을 찍어서 생으로 먹거나 매실초에 절여서 먹는다. 상큼한 매운맛이 특징이다. 한편 양분을 듬뿍 머금게 놔두었다가 10~11월에 수확한 뒤에 이듬해 5월 이후까지 저장하는 생강은 '근생강(根生薑)'이라고 부른다. 일반적으로 우리가 가게 등에서 흔히 보는 울퉁불퉁한 껍질의 생강이 근생강이다. 그중에서도 종생강(種生薑)을 심어서 1년 뒤에 수확한 것을 '묵은 생강' 혹은 '고생강(古生薑)'이라고 부른다. 줄기의 끝 부분이 빨갛게 변하는 종류도 있다. 적아생강(赤芽生薑), 금시생강(今時生薑), 곡중생강(谷中生薑) 등이 그런 종류인데, 어릴 때 수확해서 생으로 먹거나 단 식초[甘酢]나 매실초에 절여서 먹는다.

종류나 산지 등에 따라 가격은 조금씩 달라지지만, 어떤 종류의 생강을 먹든 건강에 미치는 효능에는 차이가 없다. 다만 신선한 것에 영양분이 많으니, 구입할 때는 굵고 울퉁불퉁하며 상처나 주름이 없는 신선한 생강을 고른다. 반대로 표면이 밋밋하고 주름이 눈에 띄는 데다 만져보면 말랑말랑한 생강은 오래되었다고 보면 된다.

생강을 보관할 때는 표면을 말린 뒤 랩 같은 것으로 싸서 냉장고 채소칸에 넣는다. 10도 이하의 온도에서 보관하면 한 달 정도는 간다고 한다.

갈아놓은 상태에서는 냉동 보관도 가능하다. 밀폐식 비닐봉지 같은 데 넣고서 평평하게 펼친 뒤 젓가락 머리 부분을 이용해 바둑판 모양으로 선을 그어놓으면 쓸 만큼만 떼어서 쓸 수 있어서 편리하다. 채 썰거나 편으로 썬 생강, 잘게 다진 생강도 마찬가지로 냉동 보관할 수 있다. 얇게 썬 생강을 단 식초나 매실초, 벌꿀, 간장 등에 담가 만드는 절임도 쉽고 오래 가는 보관법이다. 또 생강을 갈 때는 세라믹 강판을 쓰면 편하다. 힘을 주지 않아도 잘 갈리고 안전한 데다 설거지도 간단하다.

생강가루나 튜브생강도 OK

날생강을 갈거나 썰어 먹기 귀찮다는 사람은 생강을 건조시켜서 분말로 만든 생강가루나 튜브생강을 활용하는 방법도 있다. 직장 등에 비치해두고 음료에 넣거나 갖고 다니면서 외식할 때 사용하면 편리하다.

최근에는 말린 과일처럼 편으로 썬 날생강을 설탕에 절여서 건조시킨 다음 간식 대신으로 먹을 수 있게 만든 과자, 뜨거운 물을 부으면 맛있게 마실 수 있는 '생강탕', '생강벌꿀레몬', '생강코코아' 같은 다양한 생강 가공품이 출시되어 마트나 편의점, 혹은 인터넷쇼핑몰 등에서도 손쉽게 구입할 수 있으니 한번 체크해보기 바란다.

요점은, 되도록 생강을 많이 먹는 것이다. 너무 어렵게 생각하지 말고 생강을 생활 속으로 쉽게 끌어들일 방법을 찾아보자.

되도록 껍질째 쓰자

날생강을 갈거나 썰어서 사용할 때는 되도록 껍질째 쓰도록 하자.

생강에 함유된 정유 성분이 껍질 바로 밑에 있기 때문이다. 정유 성분에는 살균 효과 등의 약효가 있다고 밝혀져 있다. 또 건조시키면 정유에 든 수많은 성분이 화학 변화를 일으켜서 다른 성분으로 변화하거나 사라져버리기도 한다.

하지만 껍질째 사용할 경우 잔류농약에 대한 걱정도 무시할 수 없다. 되도록 국산 생강에 무농약 재배 생강을 사용하자. 사정이 여의치 않다면, 껍질째 사용할 때는 흐르는 물에 잘 씻어서 사용해야 한다는 점을 유념하자.

하루 섭취량은 따로 없다

내가 '생강을 매일 먹자'라는 말을 하면 꼭 나오는 질문이 '하루에 몇 그램 정도 먹으면 좋을까요?'다.

그러나 생강은 어디까지나 식재일 뿐 약이 아니다. 하루 섭취량이 정확하게 정해져 있을 리 없다. 다만 자극이 강한 식재인 만큼 한꺼번에 대량 섭취하는 방식은 피하는 편이 좋지 않을까 싶다.

건조 생강가루의 경우, 해외 생강 연구의 일인자는 건강의 유지와 증진을 위해서는 하루 1g을 기준으로 제안했다. 그러나 관절염 환자가 착각을 해서 1회 3~4g씩 먹었더니 통증이 경감되었다는 보고도 있고, 심근경색이나 뇌경색 같은 혈전증 예방에는 매일 2g을 섭취할 필요가 있다고도 한다. 결국 몸의 반응을 살피면서 적당한 섭취량을 찾아나가면 된다.

아침, 점심, 저녁 중 언제 먹으면 제일 좋을까 하는 의문에 대해서도 특별히 보고된 바가 없다. 이 점에 대해서도, 내 몸이 하는 말을 들으면서 몸 상태나 신경 쓰이던 증상에 가장 효과적인 방법을 찾는 편이 바람직하다. 매일 간편하게 섭취할 수 있도록 부록에 레시피만 모아 정리해두었으니 참고하기 바란다.

●● 내 몸을 살리는 생강 활용의 지혜

- 생강은 채소가게나 슈퍼 등에서 구입할 수 있는 지극히 일반적인 '근생강'을 사용한다. 되도록 국산에 무농약으로 재배한 것이 좋다.
- 굵고 울퉁불퉁하며 상처나 주름이 없는 생강을 고른다.
- 그대로 보관할 때는 랩 등으로 싸서 냉장실에 둔다. 갈거나 썰어놓은 상태라면 냉동 보관도 가능하다.
- 되도록 껍질째 사용한다. 단, 사용 전에 흐르는 물에 잘 씻을 것.
- 갈아 먹거나, 즙을 짜 먹거나, 썰어 먹거나 등등 어떤 방법이든 상관없다.
- 날생강대신 생강가루나 튜브생강을 써도 좋다.
- 하루 섭취량이나 섭취 시간 등에 정해진 바는 없지만, 너무 많이 먹거나 한꺼번에 대량 섭취하는 방식은 피한다.

생강 건강법의 최강 메뉴는
바로 이것!

 생강박사인 내가 첫째로 추천하는 생강 건강법은 생강홍차다. 생강홍차가 뛰어난 건강법인 이유로 다음의 6가지를 들 수 있다.

생강홍차가 좋은 이유

1. 생강과 홍차와 흑설탕 몸을 따뜻하게 만드는 식재를 3가지나 사용한다

냉증 제거 효과가 가장 뛰어난 식재 '생강', 차 중에서 몸을 따뜻하게 하는 효과가 가장 강한 '홍차', 현대인에게 부족한 비타민과 미네랄이 듬뿍 들어 있으며 마찬가지로 몸을 따뜻하게 하는 '흑설탕'을 조합했다. 게다가 3종을 한데 모아놓았기 때문에 혼자일 때보다 몸을 따뜻하게 해서 냉증을 제거하는 효과가 한층 강력해진다.

2. 누구나 손쉽게 만들 수 있다

요리와 달리 누구나 간단하게 만들 수 있다. 홍차를 우린 뒤 생강 간 것과 흑설탕을 넣어 마시면 끝이니, 남성이나 노인도 만들 수 있다. 홍차 는 티백 형태의 제품도 물론 괜찮다.

3. 맛있으니 오래 계속할 수 있다

건강법은 '맛있다', '기분 좋다' 같은 '쾌(快)'의 요소가 없으면 오래 지속할 수 없다. 그 점에서 생강홍차는 매우 맛있다. 홍차의 떫은맛, 생 강의 매운맛, 흑설탕의 단맛이 잘 어울린다. 게다가 계속 마시다 보면 갈 수록 몸이 좋아지기 때문에 여기서 다시 '쾌'를 실감해 질리지 않고 오 래 계속할 수 있다.

4. 시간에 상관없이 언제 어디서나 마실 수 있다

부득이하게 불규칙한 생활을 강요받는 현대인이지만 세끼 식사를 챙 겨먹지 못하는 사람이라 하더라도 목이 마르면 물은 마신다. 이때의 물 을 생강홍차로 바꾸기만 하면 된다. 식사법과 달리 시간에 상관없이 언 제 어디서나 마실 수 있으니 실천하기도 쉽다.

5. 효과를 바로 실감할 수 있다

어떤 건강법이든 효과가 나오기까지 오랜 시간이 걸린다면 좀처럼 지속하기가 어렵다. 생강홍차는 마시자마자 바로 따끈따끈해지는 몸을 실감할 수 있다. 감기 초기에 생강홍차를 듬뿍 마시고 일찍 잠자리에 들면 다음날 아침에는 몸이 거뜬하게 나아 있는 경우도 드물지 않다. 계속하다 보면 신경 쓰이던 몸의 증상이나 이상도 눈에 띄게 좋아진다.

6. 돈을 들이지 않고도 할 수 있다

아무리 효과가 기대되는 건강법이라도 가계를 압박할 정도로 돈이 든다면 좀처럼 지속하기 어렵다. 그러나 생강홍차에 드는 돈은 생강과 홍차, 그리고 흑설탕 값이 전부다. 모두 싸게 구입할 수 있는 식재들뿐이다. 직접 만들면 1잔에 30엔(약 500원) 들지 않는다. 그런데도 효과는 놀랄 정도로 좋고, 안전한 데다 쉽기까지 하다.

생강홍차 만드는 법

생강홍차를 만드는 법은 하나도 어렵지 않다. 뜨거운 홍차에 생강 간 것과 흑설탕(유기농 비정제 흑설탕)을 넣기만 하면 된다. 홍차 종류도 무엇이든 상관없다. 생강을 넣으면 풍미가 바뀌기 때문에 고급 홍차를 써도 별 의미가 없다. 나는 슈퍼마켓에서 파는 싸고 저렴한 홍차 티백을 이용한다.

찻잎을 사용할 때는 '1티스푼 분량의 홍찻잎이 찻잔으로 1잔 분량'이다. 티백을 사용할 때는 찻잔 1잔당 티백 1개다.

생강은 간 것을 거즈 등으로 걸러서 짜낸 즙을 쓰든가, 짜지 않고 그대로 넣는다. 간 생강에는 식이섬유가 풍부하기 때문에 변비가 잦은 사람은 그대로 넣어 먹는 편이 좋다. 건조분말을 사용할 때는 1작은술 정도, 튜브생강을 사용할 때는 2cm 정도를 기준으로 삼는다.

흑설탕이 없으면 벌꿀을 대신 넣어도 상관없다. 흑설탕이나 벌꿀을 넣으면 홍차의 색이 검게 변색된다. 단맛 속의 철분 성분 때문이다. 철분은 적혈구의 원료가 된다는 데서도 알 수 있듯이 몸을 따뜻하게 하는 효과가 있다. 즉 검게 바뀐 홍차의 색은 몸을 따뜻하게 하는 작용이 강화되었음을 의미한다.

생강홍차를 계속 마시기만 해도 일단 감기에 잘 안 걸리게 된다. 생강홍차의 온열작용과 살균작용, 면역강화작용 때문으로 보인다. 그 밖에도 두통이나 요통, 복통, 무릎 통증 같은 통증 전반, 기관지염, 고혈압, 고지질혈증, 당뇨병, 간질환, 심근경색이나 뇌경색, 냉체질, 방광염, 비만, 피로나 어깨결림 등 다양한 이상이나 증상을 예방하고 개선하는 데 커다란 효과를 기대할 수 있다.

'생강홍차' 만드는 법과 음용법

●● **재료(1인분)**

- 생강 ·· 생강 약 10g(엄지손가락 크기 1조각)

    ※건조분말은 약 1작은술, 튜브생강은 약 2cm

- 홍차 ·· 1잔 분량

- 흑설탕(유기농 비정제 흑설탕) ······ 적당량(없을 때는 벌꿀로 대신)

단, 생강홍차를 마실 때는 다음의 사항에 유념해야 한다.

- 반드시 뜨거울 때 마실 것. 미지근하게 식은 다음에는 마셔도 땀도 안 나고 효과도 반감된다.

- 1일 3~6잔, 취향과 몸 상태에 따라 가감한다. 언제 마셔도 상관없지만, 기상 직후 (아침식사 전)와 목욕 직전에는 꼭 마신다.

- 생강을 너무 많이 넣으면 위가 타는 듯한 느낌을 받을 수 있으니 주의한다. 사람에 따라 다르지만, 처음에는 생강즙 4~8cc 정도부터 시작하자.

::: '생강홍차' 만드는 법

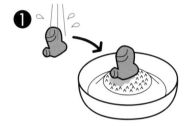

생강 10g을 껍질째 잘 씻은 뒤 간다.

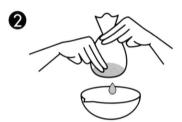

껍질이나 섬유질이 입에 남아서 싫은 사람
은 거즈 등으로 싸서 즙을 짠다(싫지 않으
면 그대로 먹어도 된다).

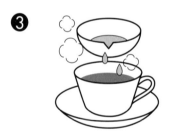

뜨거운 홍차를 찻잔에 우린 뒤, 생강 간 것
혹은 생강즙을 넣는다.

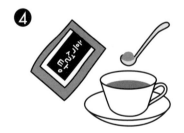

흑설탕(양은 취향에 따라)으로 단맛을 낸다.

이것만 알면 OK!
생강 건강법의 8가지 포인트

 생강 건강법은 누구나 즉시 실행할 수 있으며 절대적인 효과를 기대할 수 있는 방법이지만, 이왕 할 바에는 빠르고 확실하게 효과를 실감할 수 있는 편이 좋다. 그래야만 오래 계속하기 위한 동기 부여도 되기 때문이다.

그래서 지금까지 수많은 환자들을 치료한 경험과, 또 생강 건강법을 세상에 널리 알리기 위해 여러 가지 시행착오를 반복하는 동안 내 나름대로 습득한 '생강의 힘을 더욱 끌어내기 위한 포인트'를 공개한다.

여기서 소개하는 8가지 포인트를 철저하게 지키면 고민이었던 냉체질이나 통증, 질병, 비만, 피로, 피부 고민이 한꺼번에 해소될 것이다. '심신의 건강'과 '이상적인 체형'과 '아름다움'이 한꺼번에 손에 들어온다. 속는 셈치고 꼭 한 번 실천해보기 바란다.

point 1 : 생강홍차를 하루 3~6잔 마신다

생강 건강법의 기본 중의 기본이다. 내 오랜 연구의 결과, 생강홍차만큼 손쉽게, 게다가 효율적으로 생강을 섭취하는 방법은 없다고 단언할수 있다. 생강홍차를 하루 3~6잔씩만 마시면 놀랄 정도로 몸이 좋아진다. 지금까지 습관적으로 커피나 녹차를 마셔왔다면, 이제부터는 생강홍차로 바꿔보자. 뜨거운 남국이 원산인 커피나 녹차는 몸을 차갑게 만든다. 그다지 운동을 하지 않는 사람이 이들을 매일 마시면 자기도 모르는사이 냉한 체질로 변할 우려도 있다.

'차를 마실 때는 생강홍차로.' 이 점을 잊지 말자.

point 2 : 생강홍차에는 흑설탕을 넣는다

생강홍차는 생강과 홍차를 조합한 것만으로도 충분한 효과를 발휘한다. 단맛이 싫은 사람은 그대로 마셔도 무방하지만, 흑설탕(유기농 비정제흑설탕)을 적당량 넣으면 더욱 효과가 좋아진다. 다이어트 중이라 해도 흑설탕의 단맛은 몸을 따뜻하게 해서 대사를 좋게 하기 때문에 오히려 체내의 당이나 지방 연소를 촉진한다. 아침식사 대신 흑설탕을 넣은 생강홍차를 마시는 방법을 추천한다. 백설탕은 몸을 차갑게 하는 음성식품이지만, 흑설탕은 몸을 따뜻하게 하는 양성식품이다. 게다가 현대인의 식생활에서 부족하기 쉬운 비타민과 미네랄류가 듬뿍 들어 있다. 또한 생강에 흑설탕을 넣으면 생강의 온열작용은 한층 강화된다.

당뇨병이 걱정되는 사람이라면 '아무리 흑설탕이 좋다고 해도 설탕은 안 먹는 편이 좋지 않을까?' 라는 의문을 품을지도 모르나, 이것은 커다란 오해다. 흑설탕에 함유된 흑당올리고 성분이 혈당을 내린다는 사실이 밝혀져 있으니 적극적으로 먹는 편이 좋다. 흑설탕을 구하기 어려울 때는 몸을 따뜻하게 하는 작용이 있는 벌꿀이나 프룬 엑기스로 대신해도 된다.

point 3 : 아침식사 전과 목욕 직전에는 꼭 생강홍차를 마신다

생강홍차는 마시고 싶을 때 마시면 되지만, 아침식사 전(아침을 먹지 않을 때는 기상 직후)과 목욕 직전에는 꼭 마시도록 하자.

체온이 낮고 체내의 장기들도 아직 제대로 깨어나지 않은 아침 기상 직후에 생강홍차를 마시면 일단 체온이 상승한다. 그와 함께 위장 등의 장기와 뇌, 혈관계, 신경계 등이 기운차게 활동을 시작하기 때문에 우리 몸은 기분 좋게 하루를 시작할 수 있다. 또한 흡수가 용이한 흑설탕의 당분이 그대로 뇌의 영양분이 되는 덕분에 머리가 멍한 상태도 해소된다.

목욕 전에 마시는 생강홍차도 잊지 말자. 생강홍차를 마시고 나서 욕조에 들어가면 체온 상승의 시너지 효과로 몸이 굉장히 따뜻해지고 땀이 많이 나기 때문에 체내의 남아도는 수분이나 노폐물이 원활하게 배출된다.

이 밖에도 식전이나 공복일 때 마시면 과식을 방지하는 효과도 기대할 수 있고, 식후에 마시면 영양소의 소화와 흡수, 연소, 배출 등에 도움이 된다.

point 4: 생강은 가능한 한 그때그때 갈아서 사용한다

생강홍차에 넣는 생강은 가능한 한 갓 간 것을 사용하자. 그 쪽이 풍미가 좋아서 맛있고 생강에 함유된 휘발성 성분 등도 충분히 섭취할 수 있다. 잘 씻은 생강을 껍질째 그대로 간다. 처음에는 귀찮다는 생각이 들 수도 있지만, 한 잔 분량의 홍차에 들어가는 생강은 얼마 안 된다. 기껏해야 1분도 안 걸린다.

그렇다고 해서 무리했다간 지속할 수 없으니, 어디까지나 '가능한 범위 내'로 제한한다. 시간이 있을 때 한꺼번에 많이 갈아서 냉동해두는 방법을 써도 좋고, 생강 간 것을 흑설탕이나 벌꿀에 절여뒀다 쓰는 방법도 있다. 시간이 없을 때는 건조 생강가루나 튜브생강을 활용하는 방법도 좋다.

point 5: 식사 때도 생강을 먹는다

생강홍차를 틈틈이 마시는 습관과 함께 매일의 식사 때도 되도록 생강을 활용한다. 생강을 갈거나 썰어서 된장국이나 수프, 면류, 조림 등에 부지런히 넣어보자. 회를 먹을 때도 고추냉이 대신 생강을 곁들이면 색다른 맛을 즐길 수 있다.

직접 요리할 일이 없는 사람이라면 시판하는 생강절임(생강을 단맛 나는 식초 등에 절인 것 혹은 붉은 매실초에 절인 생강)을 이용하면 된다. 시판 중인 튜브생강 등을 가지고 다니면서 외식 메뉴에 살짝 집어넣는 방법도 있다.

point 6: 차가운 음료는 마시지 않는다

물뿐만 아니라 콜라나 주스 등 차가운 음료는 모두 몸을 차갑게 한다. 차가운 음료를 대량으로 마시면 조금씩 체내에 수분이 쌓인다. 이 같은 습관이 '물렁살'의 원인이기도 하다. '신진대사를 좋게 하므로 많이 마시면 좋다'라는 말만 믿고 차가운 물을 마시는 습관을 들인 사람은 그 습관을 반드시 생강홍차로 바꾸기 바란다. 페트병에 든 생수를 사서 마시거나, 자동판매기 등에서 캔커피나 청량음료수를 사먹는 습관이 있는 사람도 생강홍차로 바꾸면 몸도 좋아지고 돈도 절약되니 일석이조다.

특히 더운 여름에는 차가운 음료만 마시고 뜨거운 음료는 입에도 안 댄다는 사람이 많은데, 그런 사람일수록 꼭 생강홍차에 도전해보기 바란다. 차가운 음료가 마시고 싶어 도저히 참기 힘들 때는 아이스 생강홍차나 아이스티를 선택한다.

매년 여름이 끝나갈 무렵만 되면 몸이 무겁고 늘어지는 등 불쾌한 증상이 찾아온다면 이는 몸이 극도로 차가워졌다는 증거다. 생강홍차로 항상 몸을 따뜻하게 유지하면 수분이나 노폐물의 배출이 원활하게 조정되어 여름도 기운차게 날 수 있다.

point 7: 80% 식사를 명심하고 과식하지 않는다

과식이 좋지 않다고 하는 이유는 살이 찌기 때문만은 아니다.

혈액 속에 채 이용되지 못한 단백질, 지질, 당질 등의 잉여 영양소가 많아지면 혈액을 끈적끈적하게 오염시킨다. 혈액은 온몸의 세포에 공급되는데, 그 혈액이 오염되면 전신의 세포가 상처를 입는다. 우리 몸은 오염에서 어떻게든 세포를 지키려 하기 때문에 몸속에서 다양한 반응이 일어난다. 발진이나 염증, 동맥경화, 고혈압, 출혈, 혈전 등이 바로 그런 반응이다.

과식하지 않는 식습관은 몸을 차갑게 하지 않는 방법임과 동시에 모든 질병을 쫓아버리는 궁극의 건강법이다.

예부터 전해오는 말 중에 '배의 80%만 채우면 병이 없다'가 있다. 이

말을 명심하고 실천해야 한다. 모처럼 생강으로 몸을 따뜻하게 해도 과식으로 혈액을 오염시켜서야 아무 소용이 없다.

먹는 양을 줄이려면 아침을 거르는 방법도 효과적이다. 아침에는 날숨에서 냄새가 심하게 나고, 소변 색도 짙고, 변의가 잘 일어난다는 데서도 알 수 있듯이 '배설'의 시간대다. 모처럼 몸이 여분의 수분과 노폐물을 배설해서 혈액을 깨끗하게 하려고 노력하는 마당에 아침식사를 배불리 하면 그 흡수를 위해 배설 작용이 방해를 받고 만다. 반대로 아침을 거르면 배설은 더욱 촉진된다.

단, 아침은 걸러도 당분의 보급만은 해주는 편이 좋다. 뇌세포와 근육세포의 활동원은 거의 100%가 당분이라서, 활동 에너지를 얻으려면 당분의 보급이 필요하다.

막 깨어난 위장에 부담을 주지 않고, 게다가 배설 작용을 방해하지도 않으면서 당분을 보급하려면 역시 흑설탕을 넣은 생강홍차가 최고다.

point 8: 최소한 일주일은 계속한다

어떤 건강법이든 오래 계속하지 않으면 의미가 없다. 이 점에서 생강건강법을 시작한 사람들은 모두 오래 계속할 수 있었다고 한다. 손쉽고 간단한 데다 돈도 들지 않는 반면 효과는 바로 실감할 수 있고, 계속하는 동안 점점 몸이 좋아지고, 이상적인 체형이나 아름다움이 손에 들어오는 등 간단한 실천만으로도 이만큼의 효과가 따라온다는 데 그 이유가 있을 것이다.

그러나 물론 효과가 잘 안 나타나는 사람이나 궁합이 안 맞는 사람도 있다. 그러니 적어도, 지금까지 소개한 7가지 포인트를 최소한 일주일은 계속해보고 나서 판단하기 바란다. 일주일 계속해본 뒤 '어쩐지 컨디션이 좋은데', '몸이 따끈따끈 따뜻해졌어', '몸이 가벼워진 느낌이야' 등 어딘지 모르게 좋은 변화가 나타나거나 효과를 실감했다면 이 건강법과 궁합이 좋다고 볼 수 있다. 이후에도 꼭 계속해나가길 바란다. 내 몸이 자꾸자꾸 변해가는 모습에 분명 깜짝 놀랄 것이다.

::: 이시하라식 생강 건강법 '8가지 포인트'

❶ 생강홍차를 하루 3~6잔 마신다

❷ 생강홍차에는 흑설탕(유기농 비정제 흑설탕)을 넣는다

❸ 아침식사 전과 목욕 직전에는 꼭 생강홍차를 마신다

❹ 생강은 가능한 한 그때그때 갈아서 사용한다

❺ 식사 때도 생강을 먹는다

❻ 차가운 음료는 마시지 않는다

❼ 80% 식사를 명심하고 과식하지 않는다

❽ 최소한 일주일은 계속한다

생강의 힘은
붙여도 효과 만점!

 내가 생강을 '경이로운 만능 식재'라고 단
언하는 이유는 먹어서뿐만 아니라 피부로 진액을 흡수하는 방법으로도
건강 촉진에 절대적인 효과를 발휘한다는 점 때문이기도 하다.

몸을 바깥쪽에서부터 따뜻하게 하는 '생강습포'와 '생강목욕'이 그
방법이다.

생강의 힘을 피부로 직접 흡수하자

원래 온습포나 목욕에는 몸을 따뜻하게 하는 대단한 효과가 있다. 여

기에 생강이 지닌 보온작용과 혈행촉진작용, 소염작용 등이 더해지면 '호랑이에 날개'를 달아준 격이다.

질병은 항상 혈행이 나쁜 곳, 즉 차가운 부분에 생긴다. 왜냐하면 혈액은 몸에 필요한 영양소와 산소, 백혈구, 면역물질 등을 전신의 세포로 운반하기 때문이다. 혈행이 나쁜 부분에는 이들이 필요한 만큼 충분하게 공급되지 않기 때문에 무언가 문제가 생기기 쉬운 것은 당연한 이치라고 할 수 있다.

위궤양이나 만성위염이 있는 사람은 위의 특정 부분을 만져보면 반드시라고 해도 좋을 정도로 차갑고, 간이 나쁜 사람은 간이 위치한 오른쪽 상복부가 차갑다. 산부인과 질환이나 방광염에 걸리기 쉬운 사람, 불임으로 고민하는 사람은 하복부가 차다. 또 어깨결림이나 요통, 목의 통증 등이 만성이 되면 그 부분은 혈행 불량이 되어 차갑게 식는다.

생강습포와 생강목욕은 혈행을 개선해서 환부 혹은 전신을 따뜻하게 하는 데 절대적인 효과를 발휘한다. 결림이나 통증도 경감되니 반드시 실천해보자.

'생강습포'를 알면 무서울 것 없다

생강의 외용 요법 중에서 가장 대표적인 것이 '생강습포'다. 생강습포를 하면 웬만한 몸의 이상은 개선될 정도로 효과가 좋으니 가정 요법의 한 축으로 삼고 익혀두면 좋다.

근육이나 관절의 통증, 쌕쌕거리는 기침, 하체의 붓기나 부종, 위장의 통증, 생리통 등이 있을 때 환부를 생강습포로 따뜻하게 하면 그 직후 서서히 열기가 올라오면서 증상이 가라앉는다.

환부뿐만 아니라 전신도 따뜻해져서 땀이 많이 나기 때문에 결림이나 통증 등의 불쾌한 증상도 깨끗이 사라진다.

드물게 생강의 자극으로 피부가 빨개지거나 염증이 생기는 사람이 있다. 원래 피부가 약한 사람은 염증이 생기지 않을 정도로 생강즙을 희석할 필요가 있다.

특히 피부가 얇은 얼굴에 생강습포를 댈 때는 주의가 필요하다. 먼저 몸의 다른 부분에 시험해봐서 이상이 없음을 확인한 다음에 한다.

또 요통이나 근육통 등의 통증을 바로 해소하고 싶을 때는 고추를 더한 '고추생강습포'도 효과적이다. 이와 관련해서는 제5장에서 자세히 설명하기로 하고 여기서는 기본적인 생강습포 방법만을 소개한다.

'생강습포' 만드는 법과 사용법

●● **재료**

- 생강······························· 큰 것 2개(근생강 약 150g)
- 물······························· 10컵(2ℓ)
- 면주머니 혹은 면손수건······ 1장
- 두꺼운 목욕용 수건··········· 2장
- 비닐주머니····················· 1장
- 고무밴드························ 1개

●● **사용법의 포인트와 주의사항**

- 통증이나 증상이 심할 때는 하루 2~3회씩 하면 좋다.
- 생강습포를 한 뒤 약 1시간 이내에 목욕하면 환부가 따끔거리니 주의한다.
- 결림이나 통증이 있을 때는 통증이 있는 환부에 댄다.
- 간질환이나 신장병의 경우 역시 간이 위치한 오른쪽 상복부나 등 쪽의 신장 위치에
  댄다.
- 기관지염이나 천식 등으로 인한 기침에는 흉부에 댄다.
- 복수가 찼을 때나 하체가 부었을 때는 복부에 댄다.
- 방광염이나 생리통에는 하복부에 댄다.

::: '생강습포' 하는 법

❶ 껍질째 씻어서 간 생강을 면주머니에 넣고 입구를 묶는다.

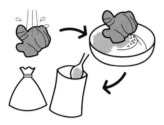

❷ 물 2ℓ 와 **❶**을 냄비에 넣고 센 불에 올린다.

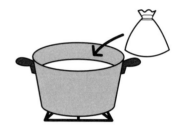

❸ 끓어오르기 직전에 불을 끈 뒤 70도 정도가 될 때까지 식힌다.

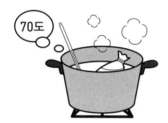

❹ 수건을 담가서 진액을 빨아들이게 한 다음 가볍게 짠다(화상을 입지 않도록 고무장갑 등을 끼고서).

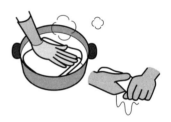

❺ **❹**를 환부에 댄 다음 수건이 식지 않도록 비닐로 씌우고 다시 마른 수건을 얹는다.

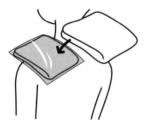

❻ 10분간 그대로 둔다. 수건이 차가워졌으면, 뭉근한 불로 덥힌 **❸**에 담갔다가 짜서 다시 환부에 댄다. **❸**~**❺**를 2~3회 반복한다.

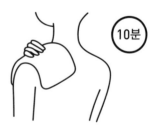

생강목욕이 체내에 쌓인
여분의 수분을 배출시킨다

 목욕은 일상의 습관 중 가장 쉽게 몸을 따뜻하게 만드는 방법이라고 할 수 있다.

목욕을 하면 온몸이 따뜻해져서 혈행이 좋아짐은 물론이고, 수압 때문에도 혈액순환이 좋아져서 전신의 대사가 활발해진다. 백혈구의 작용이 강해져서 면역기능이 촉진되고, 혈전을 녹여서 혈액을 맑게 하는 효소가 늘어나는 등 장점만 한가득이다. 또 발한을 통해 여분의 수분과 노폐물이 배출되기 때문에 피부도 청결하게 유지할 수 있다. 심신 양면에서의 이완 효과와 피부미용 효과도 빼놓을 수 없다.

목욕만으로도 이렇게 좋은 점이 가득한데 여기에 생강까지 더하면 그 효과와 효능은 이루 헤아릴 수 없다. '생강목욕'을 하면 목욕 중에도 물론 몸이 따끈따끈하게 덥혀지지만, 목욕이 끝난 뒤에도 전신에서 땀이 솟아나올 정도로 온열 효과가 유지된다.

관절이나 근육의 결림이나 통증, 류머티즘, 냉체질, 신우신염, 방광염, 부인병, 불면 등에 효과를 발휘하고 그 밖에 물렁살이 붙은 사람에게도 추천하고 싶은 목욕법이다.

또 생강을 넣은 '생강족욕'은 하체의 컨디션이 나쁠 때는 물론이고 무좀이나 아토피, 가벼운 동상 등에도 효과적이라고 한다.

'생강목욕' 주머니를 만드는 법과 사용법

●● 재료

• 생강 ······················ 큰 것 1개(약 75g)

※근생강이 좋다.

• 면주머니 ················ 1장

●● 사용법의 포인트

• 목욕물이 미지근하면 진액이 피부로 충분히 스미지 않으니, 40도 정도의 온도의 물에 10~15분간 몸을 담그는 방법이 제일 좋다.

::: '생강목욕' 하는 법

❶ 생강은 껍질째 잘 씻어서 간다.

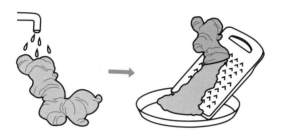

❷ 면주머니에 넣고 입구를 꼭 묶는다

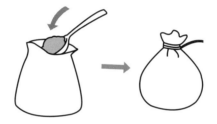

❸ 욕조에 넣고 목욕한다.

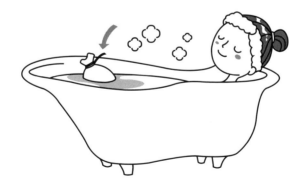

생강 건강법을 실천하는
하루 스케줄

 생강홍차를 마시거나 생강을 식사나 목욕에 활용하는 방법 말고도, 근육을 사용한 운동도 꼭 습관으로 만들기 바란다. 근육운동 또한 몸을 따뜻하게 하여 혈액 속 오염물질을 제거하고 체내의 남아도는 수분을 배출시키는 데 빼놓을 수 없는 요소이기 때문이다. 워킹을 비롯하여 양팔을 쭉 펴서 올렸다 내렸다 하는 만세운동, 스쿼트운동, 까치발서기 등 간단하게 할 수 있는 근육운동을 가능한 범위 내에서 매일 계속하자.

생강 건강법의 모범적인 하루 일과를 소개한다. 고민거리였던 질병이나 증상이 개선될 것이고 다이어트가 끝난 다음에도 이 같은 생활을 명심하면 건강에 자신 있는 인생을 손에 넣을 수 있다.

생강 건강법과 적절한 근육운동으로 건강생활을!

기상

일찍 일어나서 창문을 열고 햇볕을 쬐자. 눈 뜨자마자 바로 햇볕을 쬐면 세로토닌과 멜라토닌이란 호르몬이 분비되어 하루의 리듬이 조정되기 때문에 불면증이나 우울증의 개선으로 이어진다.

7:00

양치질하면서 스쿼트운동 하기(106쪽 참조)

양치질을 할 때나 TV를 보는 시간 등을 이용해서 스쿼트운동, 까치발서기, 만세운동 등의 근육운동을 하자. 근육운동은 일주일에 1회 1시간 하느니보다 매일 10분씩 하는 편이 효과적이다.

7:15

아침식사 대신 생강홍차를

식욕이 없는 사람이나 다이어트 중인 사람은 아침을 먹을 필요가 없다. 생강홍차를 마셔서 몸을 따뜻하게 하여 배출을 촉진하자. 식욕이 있는 사람은 아침을 먹어도 되지만 이때도 식전에 생강홍차를 마시자. 흑설탕을 넣는 것도 잊지 말자.

7:30

한 정거장 거리는 걷기를

지하철 한 정거장(20~30분) 정도를 걷는다. 터덜터덜 걸으면 효과가 없으니 1분에 80m 정도의 속도로 활기차게 걷자. 회사에 출근하는 사람은 일찍 집을 나서서 한 정거장 전에 내려서 걷자.

8:00

발끝을 따뜻하게 하고서 업무 시작

앉아서 하는 일이 중심인 사람은 발끝이 식지 않게 한다. 겨울은 물론이고 여름이라고 해서 맨발에 샌들 차림은 절대 금물이다. 주부도 두꺼운 양말이나 발 토시 등으로 발끝을 따뜻하게 하고서 집안일을 시작하자!

9:00

오전 중의 티타임에는 생강홍차를

뜨겁게 우린 홍차에 생강 간 것과 흑설탕을 넣고서 잠깐의 티타임. 회사에서 생강을 갈기 불편하다면 튜브생강이나 건조 생강가루 등을 비치해두자.

10:00

점심은 따뜻한 메밀국수

점심 메뉴로 파와 생강 등의 고명을 듬뿍 얹은 따뜻한 메밀국수를 추천한다. 아니면 마늘과 고추가 들어간 페페론치노 파스타나 토마토소스 파스타 등이 좋다. 현미주먹밥이나 건더기가 많은 수프 등도 좋다.

12:00

식후에도 생강홍차를

점심식사 후 티타임에는 생강홍차를 마신다. 몸을 차갑게 하는 커피나 차가운 주스 등은 피하자. 카페 등에서 마실 때는 튜브생강을 갖고 다니며 넣어 먹으면 편리하다.

12:45

기분 전환에 아이소메트릭스 운동을(108쪽 참조)

앉아만 있거나 내내 서 있기만 하면 혈행이 나빠져서 몸이 차가워진다. 기분 전환도 겸해서 아이소메트릭스 운동을 하자. 가슴 앞에서 손가락을 아래위로 마주 건 다음 힘을 줘서 양쪽으로 당기며 7초간 유지한다. 그 손 모양 그대로 머리 뒤로 보낸 다음, 힘을 줘서 좌우로 당기며 다시 7초간 유지한다. 이 동작을 5~10회 반복한다.

14:30

3시의 간식은 생강설탕절임

입이 심심할 때 편의점 등에서 파는 생강설탕절임을 간식 대신 먹자. 물론 흑설탕으로 단맛을 낸 생강홍차를 마셔도 좋다.

15:00

18:30

저녁에는 생강을 넣은 요리를

돼지고기 생강구이나 생강을 넣은 채소볶음, 어패류 생강볶음, 생강미소된 장국 등 저녁에는 생강을 이용한 요리를 최소한 하나는 먹자. 술을 마실 때는 매실주나 적포도주 아니면 소주에 뜨거운 물을 섞어 마시거나 따끈하게 데운 청주를 선택한다.

19:45

목욕 전에 생강홍차를

목욕하기 전에 생강홍차를 마시면 목욕과 시너지 효과를 일으켜 몸이 더욱 따뜻해지고 땀이 많이 난다. 다이어트 효과도 기대할 수 있다. 목욕 전 뜨거운 생강홍차는 나 자신과의 약속이다.

20:00

생강목욕으로 땀을 뺀다

생강을 넣은 목욕물에 몸을 담근다. 몸이 안쪽에서부터 따뜻해져서 땀이 많이 난다. 목욕이 힘들 때는 생강을 넣은 뜨거운 물로 족욕을 10~15분 정도만 해도 충분하다.

22:00

자기 전에 생강습포를

어깨결림이나 요통이 신경 쓰일 때, 위장이나 간의 상태가 나쁠 때, 생리통이 심할 때, 감기에 걸렸을 때는 자기 전에 20~30분 정도 생강습포를 해서 몸을 따뜻하게 하자.

23:30

12시 전에는 이완 타임

취침 전에 독서나 TV 시청 등으로 이완하는 시간을 보내며 숙면을 취할 준비를 한다. 저녁식사는 최소한 취침 3시간 전에 끝내고 12시 전에는 잠자리에 들도록 한다. 잠이 안 올 때는 얇게 저민 생강을 그릇에 담아 머리맡에 놓아두면 숙면을 돕는다.

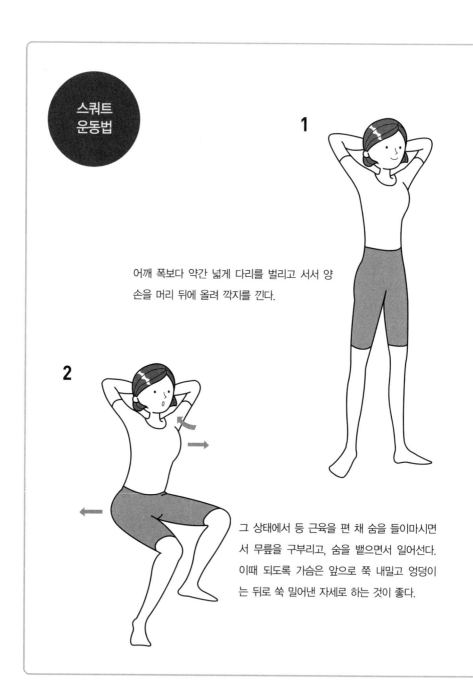

스쿼트
운동법

1

어깨 폭보다 약간 넓게 다리를 벌리고 서서 양
손을 머리 뒤에 올려 깍지를 낀다.

2

그 상태에서 등 근육을 편 채 숨을 들이마시면
서 무릎을 구부리고, 숨을 뱉으면서 일어선다.
이때 되도록 가슴은 앞으로 쭉 내밀고 엉덩이
는 뒤로 쑥 밀어낸 자세로 하는 것이 좋다.

3

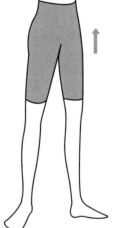

❷의 동작을 5~10회 천천히 하고(1세트), 잠시
(몇 초~몇십 초) 쉰 뒤 반복한다. 전부 5세트
정도 하면 된다.

※ 점점 근력이 좋아져 이것만으로는 부족하다고 느끼면 1세트에 10~20회
  하거나 세트 수를 늘리면 된다(10세트 정도). 이때 가벼운 덤벨을 양손에
  들고 하는 것도 효과적이다.

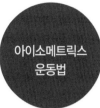

**아이소메트릭스
운동법**

1

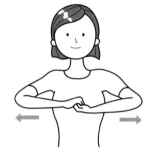

가슴 앞에서 손을 맞잡고 7초 동안 힘을
주어 양쪽으로 끌어당긴다.

●● **효과 :** 이 동작은 상반신 전체의 근력
을 향상하여 군살을 제거하는 효과가
있다. 특히 팔, 가슴, 어깨, 배 근육을
단단하게 만든다.

2

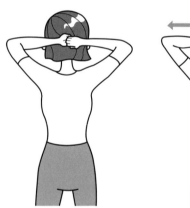 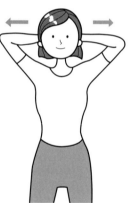

맞잡은 손을 머리 뒤로 돌린 후 힘을 주어 7초 동안 양쪽으로 끌어당긴다.

●● **효과 :** 머리, 등, 배 근육을 단련하여 군살을 제거한다.

3

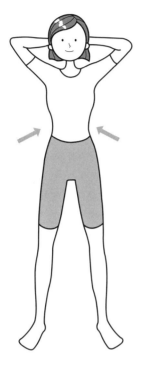

양손을 머리 뒤로 돌리고 반듯이 선 자세로 7초 동안 배에 힘을 준다.

●● **효과** : 복근이 발달하여 배의 지방을 제거하고 허리선을 가늘게 해준다.

4

❸과 같은 자세로 7초간 양다리에 힘을 준다.

●● **효과** : 다리와 배 근육을 단련한다. 하반신은 근육량이 많으므로 칼로리도 많이 소비되어 체중 감량에 매우 효과적이다.

5

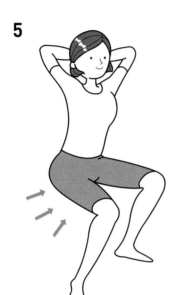

❹의 자세에서 무릎을 구부리고 7초 동안 엉덩이에서 다리에 걸쳐 힘을 준다.

●● **효과** : 허리 아래의 근육 전체를 강화하여 넓적다리나 엉덩이가 처지는 것을 막아준다.

6

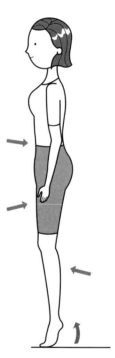

다시 똑바로 선 상태에서 발끝으로 서서 힘을 주고 그 자세를 7초 동안 유지한다.

●● **효과** : 배, 다리, 특히 종아리의 근육을 단련하여 지방을 연소하고 아름다운 다리선을 만들어준다.

3-1

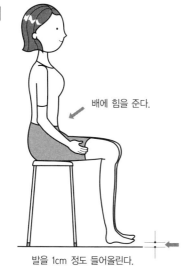

배에 힘을 준다.

발을 1cm 정도 들어올린다.

만약 서 있을 공간이 없어 아이소메트릭스 운동을 하는 것이 곤란하다면 ❸-1 동작처럼 앉은 자세에서 배에 힘을 주고 양 발바닥을 1cm 정도 바닥에서 뗀 후 한동안 유지한다.

4-1

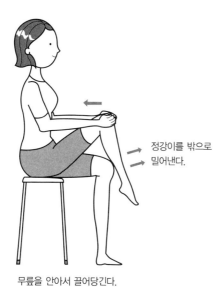

정강이를 밖으로 밀어낸다.

무릎을 안아서 끌어당긴다.

❹의 동작 대신 ❹-1의 동작을 해도 좋은데, 이것은 팔로 무릎을 안아서 끌어당기고 그와 동시에 정강이를 바깥으로 밀어내도록 힘을 넣으면 된다. 좌우 양쪽을 각각 한다.

이런 사람은 생강 섭취를 피하자!

전 세계 어디에서도 부작용이 보고된 바 없고 일상적으로 오랫동안 먹어온 역사가 있는 생강이지만, 다음과 같은 증상이 있는 사람은 생강 섭취를 보류하는 편이 좋다.

- 체온이 39도 이상 올라가는 발열 시
- 생강을 섭취하면 혀나 얼굴이 비정상적으로 빨개지거나 달아오른다.
- 1분간 90 이상의 빈맥이 있다.
- 피부가 극도로 건조한 상태다.
- 소변이 나오지 않고 입 안이나 입술이 비정상적으로 마르는 등 명백한 탈수 증상이 있다.

생강에는 신진대사를 항진시키는 작용이 있기 때문에 이런 증상을 더욱 악화시킬 우려가 있다. 물론 생강을 먹으면 기분이 나빠지는 사람이나 생강을 싫어하는 사람도 억지로 먹지 않는 편이 좋다. 또 생강은 위를 자극하기 때문에 많이 먹거나 공복 시에 먹으면 위에 불쾌감을 느끼는 사람도 있다. 원래 한약에서는 위를 치료하는 약에 넣을 정도니 위에 악영향을 미칠 리는 없지만 그래도 지나침은 모자람만 못하니 섭취량을 줄이거나 해서 상태를 지켜보자.

생강습포나 생강목욕 등 외용으로 쓸 때도 마찬가지다. 피부가 약해서 생강의 자극에 따끔거리거나 빨갛게 부어오르는 사람은 사용을 멈추든가, 희석시킨 생강즙으로 얼굴 이외의 부분에 테스트를 해본 다음 시도하자.

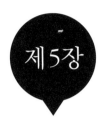

제5장

생강의 힘으로
병이 낫는다,
살이 빠진다,
아름다워진다!

증상별 · 고민별 생강 건강법

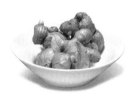

이번 장에서는 신경 쓰이는 증상별·고민별로 생강을 사용한 건강법을 소개한다. 지금까지 설명했듯이 오래 전부터 전 세계에서 활용돼왔으며 다양한 효과와 효능을 자랑하는 생강은 질병은 물론이고 다이어트나 미용 등에도 놀랄 만한 힘을 발휘한다.

신경 쓰이는 증상이나 고민이 있다면 그 개선책으로 꼭 한 번 생강을 활용해보자.

또 생강 건강법 이외에도 운동이나 목욕법처럼 날마다 생활 속에서 손쉽게 실천할 수 있어서 생강의 효과를 배가시키는 방법도 소개한다. 생강과 함께 이들 방법도 시도해볼 것을 추천한다.

이번 장에서 나오는 생강 음료에 대해서는 부록에 정리해서 실어놓았다. 효능도 부가하였고 레시피 자체도 일러스트를 넣어 알기 쉽게 구성했으니 부록도 반드시 활용하기 바란다.

**비만

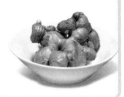

서양의학에서는 '섭취 칼로리가 소비 칼로리보다 많으면 살이 찐다' 라고 생각한다. 다 소비되지 않고 남아도는 칼로리가 체내에서 중성지방으로 쌓이기 때문이다. 그러나 실제로는 똑같은 양을 먹고 똑같이 운동해도 살이 잘 찌는 사람과 그렇지 않은 사람이 있고, 물이나 차를 마시기만 해도 살이 찌는 사람도 있다.

한의학에서는 비만을 '근육살'과 '물렁살'로 나눠서 생각한다.

근육살은 근육질의 몸에 변비가 잦고 복부에 지방이 붙는 타입이라면, 물렁살은 희멀개서 근육이 적고 잘 붓는 하체비만 타입이다. 사실 여성의 비만은 대부분 물렁살이라고 할 수 있다. 물렁살은 체내에 쌓인 여분의 수분이 원인이기 때문에 이런 사람은 몸이 냉하다. 몸이 차갑기 때문에 신진대사가 나빠지고 기초대사(살아가기 위해 최소한으로 필요한 에너지)와 노동이나 운동으로 소비되는 에너지가 줄어든 탓에 남은 칼로리가 몸에 잘 쌓이고 쌓인 지방도 제대로 연소되지 않는다. 그래서 조금만 먹어도 쉽게 살이 찌는 체질로 돼버린다.

그러므로 몸을 따뜻하게 해서 체온을 올리고 신진대사를 높이는 방법이야말로 다이어트 성공의 열쇠라고 할 수 있다. 체온이 1도 올라가면 기초대사량은 12~13% 상승한다고 하니, 같은 칼로리를 섭취해도 훨씬 살이 잘 빠진다.

물렁살인 사람은 생강홍차로 몸을 따뜻하게 해서 체내에 쌓인 여분의 수분과 노폐물을 계속 배출시키고, 열 생산량을 높여나가면 된다. 이 사이클이 제대로 돌아가면 수분 과다 상태가 해소되어 과격한 식사 제한이나 고강도 운동 없이도 자연스럽게 살이 빠진다. 대사가 좋아지면 평생 살찌지 않는 몸을 만들 수 있다.

비만을 해소하는 생강 건강법

- ●● 소금을 엄지와 검지로 살짝 집어서 첨가한 생강홍차(150쪽)를 하루에 3~6잔 마신다. 소금은 양성식품으로 몸을 따뜻하게 하는 효과가 매우 강하다. 다만 화학소금이 아니라 반드시 굵은소금 같은 천연소금을 사용할 것. 또 흑설탕(유기농 비정제 흑설탕)도 넣는 편이 좋다.
- ●● 아침식사를 '생강홍차+소금'으로 바꾸는 아침단식으로 과식과 수분의 과다 섭취를 방지한다. '생강홍차+소금' 1잔을 '당근사과주스' 2.5잔으로 대체해도 된다. 껍질째 적당한 크기로 자른 사과 1개

와 당근 2개를 주서에 넣고 컵 2.5잔 분량(약 480CC)으로 만든 주스다. 점심에는 고명을 듬뿍 얹은 따뜻한 참마메밀국수나 미역메밀국수를 먹는다. 저녁은 기본적으로 좋아하는 음식을 먹어도 되는데, 몸을 따뜻하게 하는 양성식품을 항상 염두에 둔다.

●● 다이어트 효과를 더 높이고자 하는 사람은 주말 등을 이용해 반나절 단식을 하면 좋다. 아침과 점심을 '생강홍차＋소금'이나 '당근사과주스'로 대신한다. 저녁은 몸을 따뜻하게 하는 양성식품을 중심으로 좋아하는 음식 아무거나 먹어도 좋다. 공복을 느끼거나 저혈당 증상이 나올 때는 생강홍차에 들어가는 흑설탕의 양을 늘린다.

●● 생강목욕(101쪽)으로 몸을 따뜻하게 해서 땀을 흘리면, 수분 배출과 동시에 기화열로 체내 칼로리가 소비되어 살이 잘 빠진다.

●● 하체의 근육을 사용하는 걷기나 스쿼트 운동(106쪽)을 하면 기초대사도 올라간다.

✱✱감기

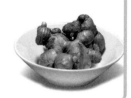

감기는 영어로 'COLD(냉증)'라고 하는 데서도 알 수 있듯이, 냉증이 원인이다. 한의학에서는 감기 초기에 흔히 갈근탕을 처방하는데 여기에는 칡뿌리와 함께 생강도 들어간다. 둘 다 몸을 따뜻하게 해서 냉증을 제거하는 성분이다.

또한 생강에는 발한, 거담, 진해, 해열 등의 작용도 있기 때문에 감기의 여러 가지 증상에 효과를 발휘한다. '감기인가?' 싶을 때는 생강홍차는 물론이고 생강홍차에 갈분을 넣은 것, 생강탕에 파를 넣은 것, 생강주 같은 음료를 마셔서 우선은 몸을 따뜻하게 하여 냉증을 제거하는 치료법이 좋다. 몸을 따뜻하게 한 뒤 이불 속으로 들어가면 금세 다량의 땀이 흐른다.

감기 초기에 체력이 충분하다면 생강목욕(101쪽)이나 사우나를 하는 방법도 효과적이다.

●● 생강홍차(150쪽) 1잔에 갈분 3g을 넣어서 마신다. 생강의 매운맛 성분에는 발한과 해열 작용, 가래를 없애고 기침을 진정시키는 작용이 있는데 칡에도 강력한 발한 및 해열 작용이 있다. 또 홍차의 붉은 색소 테아플라빈에는 바이러스를 죽이는 작용도 있다. 갈분을 넣은 생강홍차도 일반 생강홍차와 마찬가지로 하루 3~6잔씩 마시면 좋다.

●● 발열은 심하지 않지만 콧물이나 재채기가 나오고 오한이나 몸이 처지는 증상의 감기에는 파생강탕(157쪽)을 하루 3~6잔 마신다. 파의 하얀 부분 2~3cm를 잘게 썰어서 찻잔에 넣고 생강 간 즙을 10방울(약 5cc) 정도 떨어뜨린다. 여기에 뜨거운 물을 부으면 완성이다. 파 속의 황화알릴은 혈행을 좋게 해서 몸을 따뜻하게 만드는 강력한 작용이 있다. 면역력도 상승한다.

●● 감기 초기에는 생강주(164쪽)에 뜨거운 물(끓는 물이 좋다)을 섞어서 자기 전에 마시면 좋다. 혈행이 좋아져서 냉증도 해소된다. 생강주는 얇게 저민 생강 약 100g과 얼음사탕 150g을 밀폐용기에 넣은 뒤 담금용 소주 1.8ℓ를 부어서 만든다. 밀폐용기에 넣어 냉암소(빛이 차단되고 15도 이하인 곳)에 3~6개월간 놔뒀다가 거즈 등으로 생강을 거른 뒤 냉암소에 보관한다.

**두통, 요통, 복통

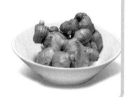

    비 오는 날이나 추운 날 냉방을 튼 실내에 있으면 두통이나 요통, 복통 등의 통증이 생기거나 악화되기 쉽다. 이때의 통증은 '냉증'과 '물'이 원인이다. 몸을 따뜻하게 해서 냉증을 없애고 체내에 쌓인 여분의 수분을 내보내는 생강의 효능은 통증 개선에도 힘을 발휘한다. 생강에는 진통과 소염 작용이 있다는 사실도 밝혀져 있다.

    통증 전반에는 생강홍차(150쪽)나 파생강탕(157쪽)을 하루 3~6잔 마시면 좋다. 생강목욕이나 반신욕 등으로 몸을 따뜻하게 하는 방법도 효과적이다. 환부에 생강습포(98쪽)를 해도 좋다.

    이 밖에도 통증별로 특히 효과적인 방법을 소개한다.

●● 두통에는 갈분을 넣은 생강탕을 하루에 1~3잔 마시는 방법이 특히 효과적이다. 상체의 혈행을 좋게 해서 발한을 촉진하기 때문에 두통이 개선된다. 생강탕은 찻잔에 생강 10g을 갈아서 짠 즙(즙을 짜지 않고 그대로 넣어도 좋다)을 넣고 뜨거운 물을 부은 다음 흑설탕을 적량 넣어서 만든다. 여기에 갈분 3g을 추가한다.

●● 요통에 특히 효과적인 방법이 고추생강습포다. 반 컵 분량의 물에 붉은 고추 하나를 넣고 달인 다음 간 생강 약 150g과 함께 양념절구에 넣고 밀가루를 조금씩 부으며 적당히 뭉칠 때까지 갠다. 이것을 수건 위에 올려서 허리에 붙인다. 고추의 혈관 확장 효과와 보온 효과로 통증이 누그러진다(단, 따끔거리는 자극이 강할 때는 생강이나 고추의 양을 줄이거나 사용을 중지하는 편이 좋다).

●● 복통에 특히 효과적인 방법은 굵은소금 주머니다. 굵은소금 적량을 프라이팬으로 보슬보슬하게 볶아서 천주머니에 넣은 다음 배꼽 위에 30분 정도 올려놓고 찜질한다. 양성식품인 간장과 번차*로 만드는 간장번차도 위장을 따뜻하게 하는 작용이 있다. 찻잔에 1~2작은술의 간장을 넣고 뜨거운 번차를 붓기만 하면 완성이다.

※생리통에 대해서는 134쪽의 해설을 참고한다.

---

* 차의 잎과 줄기를 3년 이상 숙성시켜 만든 차로, 카페인이 거의 없고 맛이 부드럽다. 녹차의 대작이나 엽차와 비슷하다.

**어깨결림

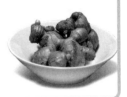

어깨결림은 목에서 어깨로 이어지는 근육의 혈행 불량이 주된 원인이다. 생강의 온열 효과로 냉증을 격퇴하면 좋아진다. 생강홍차나 생강습포, 생강목욕 등을 매일의 생활습관으로 삼아 전신의 혈행을 좋게 해서 몸 전체를 따뜻하게 하면 개선된다.

얇은 옷이나 냉방, 수분의 과다 섭취 등으로 몸이 차가워지지 않도록 주의하는 태도도 중요하다.

또 운동 부족이나 어깨, 팔, 등 쪽의 근육 쇠퇴가 원인인 경우도 있으니 아이소메트릭스 운동 등으로 평소 단련해둔다.

어깨결림을 완화하는 생강 건강법

●● 생강홍차(150쪽)나 생강탕(154쪽)을 하루 3~6잔 마신다.

●● 생강식초벌꿀 드링크(168쪽)를 하루 1~2잔 마신다. 생강 약 20g을 얇게 저민 뒤 식초 1컵, 벌꿀 2큰술과 함께 보존용기에 넣어 2~3시간 이상 둔다. 여기서 10분의 1 정도의 양을 덜어내어 생사과주스 1컵에 넣은 다음 잘 섞는다. 벌꿀의 비타민과 미네랄, 식초의 구연산 등이 체내의 피로물질을 분해해서 결림을 완화시킨다.

●● 어깨에 생강습포(98쪽)를 붙이면 그 부위의 혈행이 좋아져서 어깨결림이 개선된다. 목욕 후에 하면 특히 효과적이다.

●● 손의 온냉욕을 한다. 세면대에 42도 정도의 뜨거운 물을 받은 다음 손목 위까지 3분간 담가서 따뜻하게 한다. 그리고 다시 냉수에 10초간 담근다. 이 과정을 5회 반복한다.

●● 어디서나 간단히 단시간에 할 수 있는 어깨와 팔의 아이소메트릭스 운동(108쪽)도 효과적이다. 손가락을 가슴 앞에서 아래위로 마주 건 다음 힘을 줘서 양쪽으로 당기며 7초간 유지한다. 손가락을 건 자세 그대로 머리 뒤로 넘겨서 마찬가지로 양쪽으로 당기며 7초간 유지한다. 이 동작을 5~10회 반복한다.

**냉증

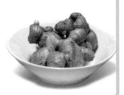

　서양의학에는 '냉체질'이라는 진단명이 없지만 한의학에서는 냉증이야말로 만병의 온상이라고 본다. 여러 가지 통증이나 결림의 원인이 되며, 감기나 기관지염, 방광염 같은 바이러스성 질병을 유발하기도 한다. 당장은 눈에 띄는 이상이나 증상이 없는 사람이라도 냉증이 원인이 되어 온갖 질병이 생길 위험성이 있음을 알아야 한다.

　여성 중에는 특히 냉체질로 고민하는 사람이 많아서 여름에도 손발이 차갑다거나 겨울이 되면 몸이 차가워져서 쉽게 잠들지 못한다는 사람도 적지 않다. 냉체질인 사람은 날마다 식사에 될 수 있는 한 생강을 함께 먹는 습관을 들여서 조금씩 체질을 개선해나가야 한다는 점을 명심하자.

●● 몸을 따뜻하게 해서 냉증을 제거하는 생강홍차(150쪽)나 생강탕(154쪽)을 하루 3~6잔씩 마시고 평소 식사 때도 되도록 생강을 넣어 먹는다.

●● 소금이나 미소된장, 간장, 대구알이나 명란젓, 뿌리채소류, 검은색 계통의 음식 등 몸을 따뜻하게 하는 양성식품(26쪽)을 되도록 많이 먹는다.

●● 생강을 넣은 파미소된장국을 마신다. 잘게 썬 파를 듬뿍 넣고 미소된장국을 끓여서 그릇에 담은 다음 생강을 조금 갈아 넣는다.

●● 목욕을 할 때는 샤워로만 끝내지 말고 욕조에 들어가서 확실하게 몸을 덥히는 습관을 들인다. 생강목욕(101쪽)이나 굵은소금 한 줌을 욕조에 넣고 하는 소금목욕은 온열 효과가 뛰어나 대량의 발한을 촉진한다.

●● 술을 좋아하는 사람이라면 취침 전에 생강청주(166쪽)를 마신다. 생강 10g을 잘게 썰든가 갈아서(섬유질이 남아서 싫은 사람은 걸러서 즙을 낸다), 따뜻하게 데운 청주 1홉(180cc)에 넣는다. 취향에 따라 흑설탕이나 벌꿀을 더한다. 과음하지 않도록 적량을 지키는 것도 중요하다.

**붓기

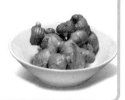

붓기는 몸속에 여분의 수분이 대량으로 고인 상태다. 오후부터 저녁 시간에 다리가 붓는다면 상체에 고여 있던 여분의 수분이 시간 경과와 함께 중력 등의 영향으로 아래로 내려온 데 원인이 있다. 또 물렁살인 사람 중에는 붓기가 원인이 되어 살이 찐 경우도 많다.

체내에 대량으로 고인 수분 때문에 몸이 차가워지면 신진대사가 나빠지고, 나빠진 신진대사 때문에 다시 붓고 그래서 살이 찌는 악순환이 반복된다. 생강으로 몸을 따뜻하게 해서 발한과 배뇨를 촉진해야 한다. 붓기가 해소되면 다이어트 효과도 좋아진다.

붓기를 해소하는 생강 건강법

●● 생강홍차(150쪽)를 하루 3~6잔 마신다. 이뇨작용이 있는 홍차의 카

페인과 몸을 따뜻하게 해서 신장으로 가는 혈류를 좋게 하는 생강의 상승작용으로 배뇨가 촉진된다.

●● 생강목욕(101쪽)이나 생강족욕으로 신장으로 가는 혈류를 좋게 해서 배뇨를 촉진, 붓기를 방지한다. 족욕은 42도 정도의 뜨거운 물을 대야 등에 받은 다음 양 발목 위까지 10~15분 정도 담근다. 간 생강을 천주머니 등에 넣어서 물에 띄우면 더욱 효과가 좋아진다. 물이 식지 않도록 중간 중간 뜨거운 물을 보충한다.

●● 파, 부추, 마늘, 양파, 염교 등 알리움속(Allium屬)의 채소를 많이 먹는다. 알리움속 채소에는 알리신(황화알릴)이란 성분이 들어 있어 발한과 이뇨를 촉진하는 작용을 한다.

●● 이뇨 효과가 강한 오이도 붓기의 개선을 촉진하는 식재다. 단, 오이는 몸을 차갑게 하는 음성식품이므로 소금에 버무리거나 누카즈케(쌀겨절임)로 만들어서 먹는다.

●● 이뇨 효과가 강한 수박이 출시되는 계절이 돌아왔다면 수박당(수박물엿)을 만들어둔다. 수박 과육의 즙을 짜서 냄비에 넣고 약불에 올린 다음 벌꿀보다 약간 느른한 정도로 끈기가 생길 때까지 조린다. 수박당을 하루에 한 번 적량의 뜨거운 물에 1작은술씩 타서 식전에 마신다.

**변비

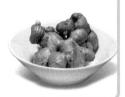

　변비 해소법으로 '물을 많이 마신다', '우유를 마신다', '생채소나 과일로 섬유질을 섭취한다' 등을 소개하는 경우가 많은데 이들은 모두 몸을 차갑게 하는 방법이다. 그러므로 물렁살에 몸이 차가운 사람에게는 역효과를 내기도 한다.

　손바닥으로 복부를 만졌을 때 차갑다면, 이는 곧 대장이나 직장이 차가워져 있다는 증거다. 생강을 많이 섭취해서 몸을 따뜻하게 하여 대장과 직장의 움직임을 활발하게 만드는 방법이 변비 해소를 위한 지름길이다. 또 생강홍차나 생강탕을 마시면서 식이섬유가 풍부한 식품이나 완하 성분(장을 윤활하게 하는 성분)을 함유한 식품을 먹고 적극적으로 운동해야 한다는 점도 명심하자.

변비를 해소하는 생강 건강법

●● 차가워진 대장이나 직장을 따뜻하게 하는 생강홍차(150쪽)나 생강탕(154쪽)을 하루 3~6잔씩 마시고 평소 식사할 때도 되도록 생강을 많이 먹는다.

●● 식이섬유가 많은 우엉, 당근, 고구마, 팥 등을 많이 먹는다. 팥에는 대장을 따뜻하게 하는 작용이 있기 때문에 삶은 팥을 특히 추천한다. 삶는 과정이 번거롭다면 시판제품을 이용해도 된다.

●● 완하 작용(완만하게 변통을 촉진하는 작용)이 뛰어나며 대장을 따뜻하게 하는 작용도 있는 건조 프룬을 매일 몇 개씩 먹는다.

●● 장의 운동을 활발하게 하려면 목욕으로 몸이 따뜻해진 상태에서 운동을 하면 효과적이다. 욕조 안에서 숨을 들이마시면서 배를 크게 부풀리고 숨을 뱉으면서 집어넣는 동작을 10회 반복한다. 또 하복부에 손바닥을 대고 시계 방향으로 마사지를 하는 방법도 좋다.

●● 복근운동을 습관화하면 장으로 가는 혈행도 좋아진다. 바로 누운 상태에서 양발을 모아서 똑바로 뻗은 다음 다리를 올렸다 내렸다 하는 동작을 반복한다. 하루 30~50회 정도가 이상적이다.

**설사

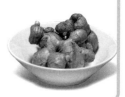

일반적으로 만성설사는 냉증이나 수분의 과다 섭취가 원인이다. 몸이 차가우면 체내의 수분을 버려서 몸을 따뜻하게 하려는 메커니즘이 발동된다. 즉 설사를 해소하려면 몸 특히 위장을 따뜻하게 해야 한다. 소변이나 땀으로 여분의 수분을 배설할 필요도 있다.

생강은 위장을 따뜻하게 하여 이뇨나 발한 등의 수분 대사를 촉진한다. 또한 식중독을 일으키는 세균을 살균하는 작용과 독소 배출 작용도 알려져 있으니 식중독 등으로 인한 급성설사에도 효과를 발휘한다.

설사를 멈추게 하는 생강 건강법

●● 무 간 것과 생강으로 만드는 무탕(162쪽)을 마신다. 대접에 무 간 것을 3큰술, 생강 간 것 1/2큰술, 간장을 취향에 따라 1/2~1큰술 넣고

뜨거운 번차를 듬뿍 따르면 완성이다.

●● 매실간장번차(160쪽)도 효과가 있다. 씨를 제거한 매실장아찌 1개를 찻잔에 넣고 과육을 잘 으깬 다음, 간장 1큰술을 넣고 잘 갠다. 여기에 생강즙을 5~10방울 떨어뜨리고 뜨거운 번차를 부은 뒤 잘 섞으면 완성이다.

●● 배꼽을 중심으로 생강습포(98쪽)를 붙여서 따뜻하게 한다. 곤약 1장을 뜨거운 물에 넣어 삶은 다음 수건 등으로 싸서 환부에 대는 곤약 습포도 좋다.

●● 몸을 따뜻하게 하는 작용이 있는 당근, 감자, 양파 등의 뿌리채소를 물에 푹 익혀서 역시 몸을 따뜻하게 하는 소금으로 간한 채소 수프를 최소한 하루에 한 번 마신다.

●● 진하게 우린 녹차에 벌꿀을 적당량 넣어서 마신다. 녹차의 카페인에는 이뇨 작용이 있으며 카테킨은 설사를 멈추는 작용을 한다. 또 벌꿀에는 살균 작용이 있기 때문에 설사의 원인이 되는 대장균 등의 유해균을 살균하는 효과가 있다.

**구역질, 숙취

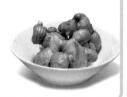

구역질과 숙취는 모두 배출되지 못하고 위 속에 남아 있는 수분이 원인이다. 구토나 설사 등으로 여분의 수분을 체외로 배출하려는 반응이기 때문이다. 또 썩어가는 음식이나 유해한 물질을 먹으면 그것을 어떻게 해서든 희석시키려고 위액이 대량으로 분비되고 구토를 통해 체외로 배출시킨다.

이유야 어쨌든 구역질이 날 때는 몸을 따뜻하게 해서 위 속의 남아도는 수분을 혈액으로 흡수시킨 다음 발한과 배뇨를 촉진해서 여분의 수분을 배출시키자. 생강이나 매실장아찌, 차조기 잎 등을 활용하는 방법 외에도 사우나나 반신욕 등으로 대량의 땀을 흘리는 방법도 효과적이다.

또 생강에는 뱃멀미나 입덧, 항암제로 인한 구역질을 억제하는 효과가 있다는 사실도 밝혀져 있다. 이들이 걱정될 때는 생강가루나 튜브생강을 휴대하면 좋다.

구역질·숙취를 해소하는 생강 건강법

●● 생강홍차(150쪽)나 생강탕(154쪽)을 하루 3~6잔 마신다.

●● 매실장아찌 진액, 즉 2컵이 넘는 물과 씨를 제거한 매실장아찌 1개를 냄비에 넣고서 물의 양이 반으로 줄 때까지 달여서 마신다. 매실장아찌에는 몸을 따뜻하게 하는 작용과 함께 유독물질을 해독하는 작용도 있다. 위장의 활동을 활발하게 하기 때문에 위에 고인 수분이나 유해물질을 장으로 보내서 구역질을 개선한다.

●● 차조기생강탕(156쪽)을 마신다. 차조기 잎 4~5장을 잘라서 물 2컵과 함께 냄비에 넣고 물의 양이 반으로 줄 때까지 달인다. 이 달인 물에 생강 간 것을 적당량 넣으면 완성이다. 차조기 잎에 들어 있는 방향 성분에는 구역질을 억제하는 작용이 있다.

●● 사우나욕(浴) 등으로 몸을 따뜻하게 해서 대량의 발한을 촉진한다. 숙취처럼 여분의 수분이 위 속에 고여서 일어나는 구역질에 효과가 있다(음주 직후는 피할 것). 또 사우나욕을 한 뒤 술을 마시면 어느 정도 숙취가 예방된다.

****생리통, 생리불순, 갱년기장애, 자궁근종**

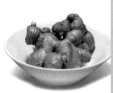

냉체질인 여성은 배꼽을 기준으로 아래와 위의 체온이 다르고 아랫배가 훨씬 차갑다. 자궁이나 난소는 배꼽보다 밑에 있으니 하복부의 냉증은 자궁이나 난소의 혈행이 나쁘다는 의미다. 그 결과 난소에서 만들어지는 에스트로겐이나 프로게스테론 같은 여성호르몬의 분비가 나빠지고 난소의 활동 자체도 약해진다. 또 자궁도 마찬가지로 기능 저하를 보이게 된다. 그로 인해 생리통이나 생리불순, PMS(월경전증후군), 자궁근종, 자궁내막증 같은 부인병이나 안면홍조, 숨참, 초조, 불안 등의 갱년기장애가 일어나기 쉬워진다.

이런 부인과 질병이나 이상에도 몸을 따뜻하게 하는 생강은 효과적이다. 생강홍차나 생강탕, 매실간장번차를 마시거나 하복부에 생강습포를 대서 항상 몸을 따뜻하게 유지하는 데 신경을 쓰자. 또 생강은 여성의 생리불순을 개선하기 때문에 불임증에도 효과를 발휘한다.

●● 매일 생강홍차(150쪽)나 생강탕(154쪽), 매실간장번차(160쪽)를 마셔서 몸을 따뜻하게 유지한다. 갱년기장애로 오는 안면홍조에는 생강홍차에 들어가는 흑설탕 대신 박하(꿀풀과)조청을 넣어서 하루 3~4잔 마시면 효과적이다.

●● 생리가 다가오면 초조해지는 등 정신상태가 불안정해지는 PMS에는 마음의 안정을 가져다주는 차조기 잎을 넣은 차조기생강탕(156쪽)을 마신다. 하루 1~2잔 마시면 좋다.

●● 매일 목욕 후 하복부에 생강습포(98쪽)를 한다. 복대나 쓰고 남은 핫팩 등을 활용해서 하복부나 허리를 따뜻하게 한다. 이때 저온 화상에 주의한다.

●● 진한 번차에 검은깨소금을 1작은술 갈아 넣은 것을 하루 4~5잔 마신다. 생리통에 효과가 있다. 생리 시작 며칠 전부터 마셔두면 좋다.

****위염, 위궤양

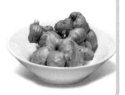

위나 십이지장의 병은 냉체질인 사람이 잘 걸리는 대표적인 질병이다. 위 상태가 나쁠 때 명치를 만져보면 싸늘하니 차갑다는 데서도 잘 알 수 있다. 평소에 복대를 하거나 쓰고 남은 핫팩, 목욕 등으로 배를 적극적으로 보온하자.

몸을 따뜻하게 하는 작용 말고도 생강은 위장 내벽의 혈액순환을 좋게 해서 위장활동을 촉진하기 때문에 소화흡수 기능을 개선시킨다고도 한다. 또 위궤양의 원인인 헬리코박터 파일로리균을 살균하는 효과도 주목을 받고 있다.

생강홍차나 생강탕을 적극적으로 마시는 생활은 물론이고 위장병에 잘 듣는 매실간장번차 등도 추천한다.

●● 생강홍차(150쪽)나 생강탕(154쪽)을 하루 3~6잔 마시고, 일상적인 식사 때도 되도록 생강을 많이 먹는다.

●● 몸을 따뜻하게 하는 효과가 강하고 설사나 변비, 구역질 같은 위장의 이상에도 잘 듣는 매실간장번차(160쪽)를 하루 1~2잔 마신다.

●● 양배추를 적극적으로 먹는다. 생양배추에 들어 있는 풍부한 비타민U(캐비진) 성분이 위 점막의 혈행을 좋게 하여 상처 입은 조직을 수복한다. 가열하면 비타민U는 파괴되기 때문에 생식이나 그에 가까운 방법으로 섭취한다. 당근사과주스(116쪽)에 양배추 100g을 첨가한 당근사과양배추주스를 추천한다. 당근, 사과, 양배추를 함께 주서에 넣고 갈아서 만든다.

●● 위염이나 위궤양인 사람은 42도 정도로 조금 뜨겁게 목욕을 하면 위산 분비가 감소해서 효과적이다. 위약이나 위하수인 사람은 38~40도 정도의 미지근한 물에 몸을 담가서 위산 분비를 촉진한다.

**현기증, 이명

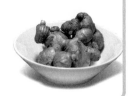

현기증과 이명 모두 한의학에서는 귀의 안쪽에 존재하는 내이(內耳) 속 림프액이란 수분이 많아진 상태라고 본다. 그 결과 평형감각의 조절이 제대로 되지 않아 현기증이 생기고 비틀거리게 된다. 또 귓속에 여분의 수분이 많아지면 수영하다 귀에 물이 들어갔을 때와 같은 상태가 되어 이명이 발생한다.

현기증이나 이명을 개선하려면 한시라도 빨리 여분의 수분을 몸 밖으로 배출시켜서 내이의 혈행을 좋게 해야 한다. 생강이나 계피, 팥 같은 음식과 함께 수욕이나 족욕 등도 효과적이다.

생강에는 내이의 혈행을 좋게 해서 현기증이나 이명을 예방하는 작용이 있다고 한다. 미국의 한 대학에서 피험자를 회전의자에 앉혀서 6분간 돌리는 실험을 했는데 현기증 약을 투여한 그룹보다 생강가루를 준 그룹이 회전에 더 오래 견뎠다는 결과도 나와 있다.

●● 생강홍차(150쪽)에 계피를 넣어서 마시면 현기증이나 이명, 비틀거림, 구역질 등에 효과가 있다. 생강홍차에는 이뇨 작용이, 계피에는 내이를 포함한 뇌의 혈행을 좋게 하는 작용이 있다. 하루에 최소한 3잔은 마셔야 좋다.

●● 삶은 팥을 먹는다. 몸을 따뜻하게 하는 작용 외에도 팥에 함유된 사포닌에는 강력한 이뇨 작용이 있다. 물 3컵에 팥 50g을 넣고 무를 때까지 삶은 뒤 흑설탕 적량으로 맛을 낸 다음 삶은 국물과 팥을 함께 먹는다.

●● 생강족욕(127쪽)과 손의 온냉욕(123쪽)을 하루걸러 한다. 족욕으로 하체의 혈행을 좋게 하여 이뇨를 촉진하고, 손의 온냉욕으로 상체 특히 내이를 포함한 뇌의 혈행을 좋게 한다.

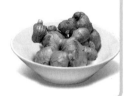
만성피로나 더위를 먹은 몸은 자율신경의 작용에 혼란이 와서 혈행이 나빠져 있다. 혈행이 나빠지면 체내 세포에 필요한 영양이나 산소가 제대로 공급되지 못하고 몸에는 여분의 수분이나 노폐물, 피로물질만 가득 쌓인다. 아침에 이불에서 일어나기가 힘들다, 냉방을 쏘이면 금세 몸이 무거워진다, 피곤하거나 몸이 무거운 느낌이 가시지 않는다, 식욕이 없다 같은 증상이 3일 이상 계속되면 만성피로 상태이거나 더위를 먹지 않았는지 의심해봐야 한다.

일단 생강으로 몸을 따뜻하게 해서 혈행을 좋게 하는 것이 중요하다. 여기에 피로 회복에 효과적인 당분과 비타민B₁을 듬뿍 섭취한다. 비타민과 미네랄이 풍부한 흑설탕이나 벌꿀, 비타민B₁의 효율을 높이는 마늘 등이 특히 좋다.

●● 생강홍차(150쪽)에 들어가는 흑설탕의 양을 늘려서 하루 3~6잔 마신다. 흑설탕의 당분이 피로 회복에 효과를 발휘한다.

●● 마늘생강탕(159쪽)을 하루에 여러 잔 마신다. 생강 한 조각과 마늘 하나를 각각 얇게 썰어서 500cc의 물에 넣은 뒤 물의 양이 반으로 줄 때까지 달인다. 달인 물을 걸러서 찻잔 등에 담고 흑설탕을 적량 넣어서 마신다.

●● 술을 마시는 사람이라면 생강청주(166쪽)도 좋다. 청주에는 건강의 회복과 유지를 돕는 비타민과 미네랄, 아미노산 등이 들어 있어서 몸을 따뜻하게 하여 혈행을 좋게 하는 작용이 있다. 여기에 몸을 따뜻하게 해서 우울한 기분을 개선하는 생강을 더하면 육체피로와 정신피로 모두에 효과를 발휘한다. 청주는 뜨겁게 데워서 마신다. 하루 180cc 정도가 적량이다.

●● 차조기 잎 100~200g을 잘라서 천주머니에 넣고 욕조에 띄우는 차조기잎목욕을 한다. 혈행도 좋아지고 정신적인 피로도 해소된다.

**협심증, 심근경색

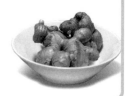

심장 근육으로 영양을 운반하는 혈관(관상동맥)이 동맥경화를 일으켜서 좁아지고 가늘어지면 영양과 산소가 심장으로 충분히 공급되지 않아 통증이 생기는데, 이것이 협심증이다. 좁아진 관상동맥에 혈전이 가득 차서 혈류가 완전히 끊어지면 심근경색이 된다.

동맥경화나 혈전을 예방하려면 평소 몸을 따뜻하게 해서 혈행을 좋게 하는 습관이 중요하다. 또 혈액을 맑게 해서 혈전이 생기지 않도록 한다.

생강은 혈소판의 점도(粘度)를 낮춰서 혈액을 맑게 만들기 때문에 혈전을 방지하는 작용이 있다고 한다. 여기에 강심 작용까지 있다. 심장 근육을 자극해서 수축력을 높이고 맥박을 완만하게 저하시켜서 혈압을 내린다.

동맥경화성 협심증이나 심근경색의 예방을 위해 생강을 적극적으로 섭취하자. 혈액을 맑게 하는 효과가 강한 어패류나 양파, 염교 등과 함께 먹으면 더욱 효과적이다.

협심증 · 심근경색을 예방하는 생강 건강법

●● 생강홍차(150쪽)나 생강탕(154쪽), 생강주(164쪽) 등을 매일 마신다.

●● 어패류(새우, 게, 오징어, 문어, 조개)에 함유된 EPA와 DHA, 타우린은 동맥경화와 혈전을 예방한다. 타우린을 다량 함유하고 있으며 심근의 힘을 높이는 굴도 추천한다. 생강을 향신료나 요리의 재료로 써서 이들과 조합해 먹으면 더욱 좋다.

●● 달걀간장(卵醬)을 마신다. 밥공기에 달걀(되도록 유정란) 1개분의 노른자를 담고, 노른자의 1/4~1/2 분량의 간장을 넣은 뒤 잘 섞어서 마신다. 심부전이나 심장기능 저하에 효과적이다. 말하자면 일종의 강심제라고 할 수 있다. 다만 매일 마시는 일은 피한다. 이틀에 한 번이 적당하다.

●● 심장병의 예방과 개선에는 하체를 단련하는 방법도 효과적이다. 주에 3~4회 느린 속도(1분간 40m 정도)로 30분 정도 걸으면 좋다.

**방광염, 신우신염

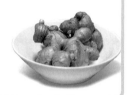

    방광염의 대부분은 대장균이 원인이다. 여성은 요도가 항문에 가깝기 때문에 방광염에 걸리기 쉽다고 할 수 있다.

    서양의학에서는 '방광염에 걸리면 물을 많이 마셔서 소변으로 균을 씻어내라'고 지도하는데 이 방법이 항상 옳다고는 할 수 없다. 왜냐하면 방광염에 걸렸다는 말은 방광이 차가워서 혈류가 나빠진 탓에 균의 침입을 막지 못했다고도 볼 수 있기 때문이다. 만약 이 상태에서 물을 많이 마신다면 방광을 더욱 차갑게 만들어 혈류가 나빠질 우려가 있다.

    또 신우신염은 균이 방광보다도 더 위로 올라가서 신장으로 이어지는 출구까지 도달했을 때 생기는 병이므로 대처법은 방광염과 같다.

    방광염과 신우신염의 경우 몸을 따뜻하게 하면서 배뇨를 촉진하는 것이 중요하다. 생강은 실로 최적의 식재라고 할 수 있다. 또한 생강에는 살균 작용까지 있으니 물 대신 생강홍차를 비롯한 따뜻한 생강 드링크를 적극적으로 마시자.

●● 몸을 따뜻하게 하면서 배뇨를 촉진하는 생강홍차(150쪽)를 하루에 3~6잔 마신다.

●● 생강탕(154쪽)에 연근을 넣은 연근생강탕(158쪽)을 마신다. 생강탕에 연근을 10g 정도 갈아 넣고 흑설탕을 적량 넣어서 하루 2~3잔 마신다.

●● 생강습포(98쪽)를 하복부에 댄다. 방광의 혈행이 좋아져서 통증도 가라앉는다.

●● 양상추 달인 물을 마신다. 냄비에 물 3컵과 양상추 약 300g을 넣고 물의 양이 반으로 줄 때까지 약불로 달인다. 거즈 등으로 거른 다음, 하루 세 번으로 나눠서 따뜻하게 마신다. 양상추는 방광염의 통증이나 염증에 잘 듣고 이뇨 작용도 강하다.

●● 반신욕으로 하체를 따뜻하게 해서 혈행을 촉진한다. 반신욕이란 명치 아래 부분을 욕조에 담근 채로 15~30분간 입욕하는 방법이다. 하체를 집중적으로 덥히기 때문에 신장을 포함한 허리 아래쪽의 혈류가 좋아진다.

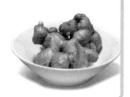

**우울증, 자율신경기능이상

우울증이나 자율신경기능이상 등의 정신적 부조(不調)는 한의학에서는 '냉증'이 초래한다고 본다. 북쪽에 위치한 나라일수록 우울증이나 우울한 상태가 원인으로 작용해 자살하는 사람이 많다는 점, 우울증은 겨울에 많이 발증한다는 점, 체온이 낮은 오전 중에 우울증의 증상이 심하다는 점 등에서 우울증이 기온이나 체온의 저하와 관계가 깊다는 사실을 짐작할 수 있다.

최근 우울증이나 우울 상태로 고민하는 사람이 늘어나는 현상 역시 저체온화와 결코 무관하지 않을 것이다.

즉 우울증 등의 정신적 부조를 개선하려면 몸을 따뜻하게 하는 생활이 중요하다. 생강에는 몸을 따뜻하게 하는 작용 말고도 우울증을 개선하는 효과까지 있으니 적극적으로 활용하자. 또 스트레스를 받으면 혈관이 수축해서 혈행이 나빠지고 몸은 더욱 차가워진다. 즐겁게 이완하고 푹 자서 뇌를 쉬게 해줘야 한다는 점도 잊지 말자.

우울증 등 정신증상을 개선하는 생강 건강법

●● 생강과 차조기 잎에는 우울증을 개선하는 작용이 있다. 차조기생강
탕(156쪽)을 하루 3잔 이상 마신다.

●● 생강과 차조기 잎을 넣은 요리나 미소된장국, 절임음식 등을 매일
먹는다.

●● 술을 마시는 사람은 생강주(164쪽) 20~30cc를 자기 전에 마신다. 이
때 뜨거운 물로 희석해서 마신다.

●● 생강목욕(101쪽)이나 차조기잎목욕(141쪽)을 한다. 반신욕(145쪽)이나
사우나욕으로 땀을 빼서 수분을 배출하는 방법도 효과적이다.

●● 노래방에 가서 즐거운 시간을 보내거나 취미에 몰두하는 등 자신이
즐겁다고 느끼는 일을 한다. 뇌에서 쾌감호르몬이 분비되어 혈행이
좋아지고 몸이 따뜻해지는 효과도 있다.

딸꾹질이나 무좀, 탈모의 특효약 '생강즙'

간 생강을 거즈 등으로 짠 '생강즙'은 물론 그대로도 활용할 수 있다. 예를 들어 딸꾹질이 멈추지 않을 때는 술잔 하나 분량(약 20~30cc)의 생강즙을 단숨에 마시면 좋다. 한 번으로 효과가 없을 때는 30분 정도 있다가 다시 한 번 같은 양을 마신다. 생강에는 경련을 멈추는 작용이 있기 때문에 횡격막의 불규칙적인 동작이 원인으로 일어나는 딸꾹질에도 효과적이다. 또 식중독균을 죽이는 작용도 한다. 생선이나 육류를 먹고 식중독에 걸렸을 때는 응급처방으로 술잔 1~2잔 정도의 생강즙을 마시면 좋다.

이 밖에도 생강즙을 그대로 환부에 바르는 방법도 있다.

탈모로 고민하는 사람이나 원형탈모증인 사람은 차게 식힌 생강즙을 수건이나 천에 적셔서 하루 1~2회 두피에 문지르며 마사지한다. 약해진 모모세포(毛母細胞)를 건강하게 만드는 작용이 있다.

무좀이나 완선(頑癬, 음부나 허벅지 안쪽의 강한 가려움)에도 생강즙을 환부에 직접 바르면 좋다. 무좀균이나 진균 등에 대한 살균 작용을 기대할 수 있다.

그 밖에도 타박상이나 동통, 관절 통증이나 근육통에는 생강습포도 좋고, 생강즙을 환부에 직접 바르는 방법도 간편해서 좋다. 수건이나 거즈에 적셔서 환부에 대도 된다.

어떤 식으로든 환부와 직접 접촉할 경우 처음에는 물이나 온수로 적당히 희석해서 사용하는 편이 좋다. 특히 강한 자극에 피부가 잘 붓는 사람은 반드시 희석한다.

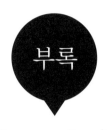

부록

맛있고 간단해서
효과 만점!

생강음료 & 저장식품 레시피

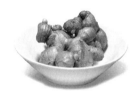

생강홍차

●● 이런 질병과 증상에 추천

비만, 감기, 통증 전반, 어깨결림, 냉체질, 붓기, 변비, 구역질, 숙취, 부인병, 위염, 위궤양, 현기증, 이명, 피로, 더위 먹음, 협심증, 심근경색, 방광염, 신우신염, 고혈압, 고지질혈증, 당뇨병, 간질환, 생활습관병 등.

냉증 제거 효과에 최고이고 진통작용과 이뇨작용까지 갖춘 '생강', 붉은 색소인 테아플라빈이 몸을 따뜻하게 하고 카페인이 이뇨작용을 하는 '홍차', 현대인에게 부족한 비타민과 미네랄이 풍부한 데다가 몸을 따뜻하게 하는 양성식품인 '흑설탕'. 이 세 가지를 조합한 '생강홍차'는 모든 질병과 증상에 효과를 발휘한다.

●● 재료(1인분)

- 생강 ⋯⋯⋯⋯⋯⋯⋯ 약 10g(엄지손가락 크기 1조각)

  ※건조분말일 경우 약 1작은술, 튜브는 약 2cm 분량

- 홍차 ⋯⋯⋯⋯⋯⋯⋯ 1잔 분량
- 흑설탕(유기농 비정제 흑설탕 혹은 벌꿀) ⋯⋯⋯⋯ 적당량

1 생강은 껍질째 잘 씻어서 간 다음 거즈 등으로 짜서 즙을 낸다(간 상태 그대로 사용해도 좋다).

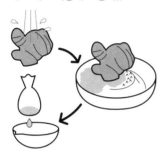

2 찻잔 1잔 분량의 홍차를 우린다 (농도는 취향에 따라).

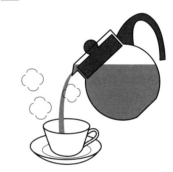

3 컵에 생강즙을 넣는다(처음에는 소량부터 시작해서 익숙해지면 늘려 나간다).

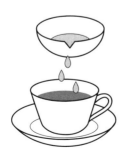

4 흑설탕을 넣는다. 없으면 벌꿀로 대신해도 된다.

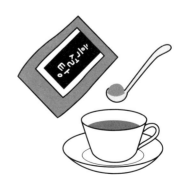

생강홍차에 플러스+
칡생강홍차

●● **이런 질병과 증상에 추천**

감기, 어깨결림, 류머티즘, 냉체질, 자궁근종 등.

한약인 '갈근탕'을 칡뿌리로 만든다는 데서도 알 수 있듯이, 갈분에도 냉증을 제거하고 몸을 따뜻하게 하는 작용이 있다. 생강홍차에 갈분을 더하면 냉증 때문에 생기는 감기나 통증, 결림 등에 더욱 효과를 발휘한다.

●● **재료(1인분)**
• 생강홍차 ················ 1잔 분량
• 갈분 ···················· 3g

●● **만드는 법**

뜨거운 생강홍차에 갈분을 넣고 잘 저어가며 녹인다.

Recipe
01-2

생강홍차에 플러스+

계피생강홍차

●● 이런 질병과 증상에 추천

현기증, 이명, 비틀거림, 구역질, 근시, 녹내장, 메니에르증후군 등.

계피는 한약에서는 '계지(桂枝)'라고 불리는데, 특히 귀와 눈 등을 포함한 상체의 혈행을 좋게 하는 생약으로 알려져 있다. 생강홍차에 계피를 더하면 내이나 눈의 수정체 등에 고인 여분의 수분을 배출시켜서 혈행을 좋게 하기 때문에 눈과 귀 등에 나타나는 '수독' 증상에 효과를 발휘한다.

●● 재료

• 생강홍차 ················ 1잔 분량
• 계피막대 ················ 1개

※ '계피가루 약간'으로 대체해도 된다.

●● 만드는 법

뜨거운 생강홍차에 계피막대을 넣고 잘 섞는다.

Recipe 02

생강탕

●● **이런 질병과 증상에 추천**

　어깨결림, 냉체질, 변비, 구역질, 숙취, 부인병, 위염, 위궤양, 협심증, 심근경색, 식욕부진, 감기, 통증 전반, 피로, 더위 먹음 등.

　간 생강에 뜨거운 물을 붓기만 하면 완성인 '생강탕'은 옛날부터 전해오는 대표적인 민간요법 중 하나다. 생강홍차에 비해 온열 효과는 약하지만, 독특한 성질이 줄어든 대신 다른 식재와 조합하기 편하다. 홍차가 입에 안 맞는 사람, 두통이나 위약 등으로 홍차에 든 카페인을 피해야 하는 경우 등에 추천한다.

●● **재료(1인분)**

- 생강 ⋯⋯⋯⋯⋯⋯⋯ 약 10g
- 끓인 물⋯⋯⋯⋯⋯⋯⋯ 찻잔 1잔 분량
- 흑설탕(유기농 비정제 흑설탕 혹은 벌꿀) ⋯⋯⋯⋯ 적당량

●● 만드는 법

1 생강은 껍질째 잘 씻어서 간다.

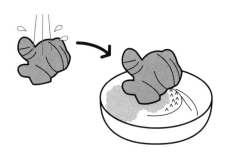

2 간 생강을 차 거름망에 담고(없으면 그대로 찻잔에 따라도 된다) 끓인 물을 부어가며 찻잔에 따른다.

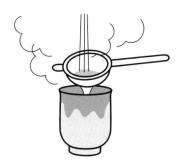

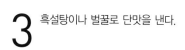

3 흑설탕이나 벌꿀로 단맛을 낸다.

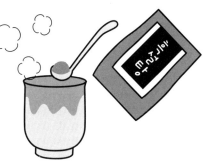

생강탕에 플러스+

차조기생강탕

●● **이런 질병과 증상에 추천**

구역질, 숙취, 부인병, 우울증, 자율신경기능이상, 감기, 기관지염, 불면증 등.

차조기 잎에 든 페릴알데히드라는 성분에는 몸을 따뜻하게 하는 작용, 발한과 해열 및 해독 작용이 있고, 이 밖에도 위 점막을 보호해서 구역질을 멈추는 효과도 있다. 또 차조기에는 생강과 마찬가지로 정신 안정 작용이 있어서 우울증이나 불면증에도 좋다.

●● **재료(1인분)**

• 생강탕 ····················· 찻잔 1잔 분량
• 차조기 잎 ············· 2~3장

●● **만드는 법**

생강탕에 잘게 썬 차조기 잎을 넣는다(차조기를 불에 말려서 넣거나, 차조기 잎 4~5장을 물 400cc에 넣어 달인 다음, 여기에 생강을 갈아 넣어도 된다).

Recipe
02-2
생강탕에 플러스+
파생강탕

●● **이런 질병과 증상에 추천**

오한이 들고 몸이 처지는 감기, 통증 전반, 고지질혈증, 당뇨병, 불면증 등.

파에 들어 있는 황화알릴은 혈관을 확장시켜서 혈행을 좋게 하기 때문에 몸을 따뜻하게 하는 강력한 작용을 한다. 백혈구의 활동을 높여서 면역력도 상승시킨다. 진정 작용이나 건위 작용, 강장 작용 등도 있다.

●● **재료(1인분)**

• 생강탕 ⋯⋯⋯⋯⋯⋯ 찻잔 1잔 분량
• 파(하얀 부분) ⋯⋯⋯ 2~3cm 분량(약 10g)

●● **만드는 법**

파를 잘게 썰어서 생강탕에 넣은 뒤 잘 섞는다.

생강탕에 플러스+

연근생강탕

●● **이런 질병과 증상에 추천**

방광염, 신우신염, 목의 통증, 편도선염, 위궤양, 코피, 부인병 등.

연근에는 타닌이란 성분이 들어 있어 소염진통 작용을 발휘한

다. 방광염, 기침이나 목의 통증을 동반하는 편도선 혹은 기관지염

등에 효과적이다. 또 위궤양의 출혈을 멈추는 작용, 혈뇨나 혈변,

코피 등을 멎게 하는 작용도 있다.

●● **재료(1인분)**

- 생강탕 ···················· 찻잔 1잔 분량
- 연근 ······················ 약 10g
- 흑설탕(유기농 비정제 흑설탕 혹은 벌꿀) ············· 적당량

●● **만드는 법**

연근 간 것과 흑설탕을 생강탕에 넣어서 잘 섞는다.

생강탕에 플러스+

마늘생강탕

●● **이런 질병과 증상에 추천**

피로, 더위 먹음, 권태감, 고혈압, 동맥경화, 신경통, 위장염 등.

마늘 특유의 강한 냄새는 알리신이란 성분 때문인데, 알리신은 소화기능의 작용을 돕고 혈액을 깨끗하게 한다. 생강탕에 넣으면 피로 회복 효과나 혈액을 맑게 하는 효과가 배가된다. 다만 마늘은 너무 많이 먹으면 궤양이나 빈혈을 일으키거나, 장내 유익한 균까지 죽여 버릴 가능성이 있다. 하루 1~2잔을 기준으로 마시자.

●● **재료(1인분)**

• 생강 ⋯⋯⋯⋯⋯⋯⋯ 약 10g

• 마늘 ⋯⋯⋯⋯⋯⋯⋯ 약 10g(1조각)

• 물 ⋯⋯⋯⋯⋯⋯⋯⋯ 약 500cc

• 흑설탕(유기농 비정제 흑설탕 혹은 벌꿀) ⋯⋯⋯⋯ 적당량

●● **만드는 법**

마늘은 껍질을 까고, 생강은 껍질째로 각각 얇게 썬 다음 약 500cc의 물과 함께 냄비에 넣고 불에 올린다. 물이 반으로 줄 때까지 달인다. 달인 물을 거른 뒤 흑설탕을 넣는다. 따뜻할 때 마신다.

매실간장번차

●● 이런 질병과 증상에 추천

설사, 부인병, 위염, 위궤양, 변비, 요통, 복통, 구역질, 냉체질, 감기, 기관지염, 피로, 식욕부진, 저혈압 등.

생강탕보다도 몸을 따뜻하게 하는 효과가 뛰어나며 설사나 변비, 구역질, 배의 통증 같은 위장의 질병이나 이상에 즉효성이 있다. 생강의 효능에 더하여 매실의 해독 및 정장 작용, 피로 회복 효과가 플러스된다. 양성식품인 간장과 번차에도 온열 작용이 있다. 하루 1~2잔의 음용을 권장한다. 아기나 어린이에게 줄 때는 4~5배 희석한다.

●● 재료(1인분)

- 생강 ······················ 약 5g(엄지손가락 크기 조각의 1/2)
- 매실장아찌 ·············· 1개
- 간장 ······················ 1큰술
- 번차 ······················ 찻잔 1잔 분량

●● **만드는 법**

1 씨를 제거한 매실장아찌를 찻잔에 넣고 젓가락 등으로 과육을 잘 으깬다.

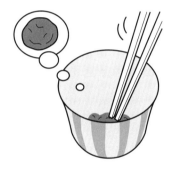

2 간장을 넣고 잘 갠다.

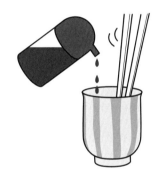

3 생강을 갈아서 낸 즙(혹은 간 상태 그대로)을 적량 넣는다.

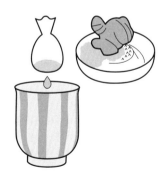

4 뜨거운 번차를 붓고 잘 섞는다.

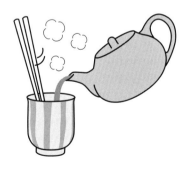

무탕

●● **이런 질병과 증상에 추천**

설사, 발열성 감기, 기관지염, 변비, 복부 팽만감, 위장염, 위궤양 등.

무 간 것과 생강을 듬뿍 마실 수 있는 무탕. 옛날부터 무를 갈아 먹으면 위장에 좋다고 한 이유는 무에 들어 있는 디아스타아제(아밀라아제)를 비롯한 효소가 소화흡수를 돕기 때문이다. 생강에도 같은 효과가 있으니 둘을 조합하면 위장의 이상에 절대적인 효과를 발휘한다. 발열성 감기나 기관지염에도 효과가 있다.

●● **재료(1인분)**

- 무 ························· 2~3cm 분량
- 생강 ······················ 약 10g
- 간장 ······················ 1/2~1큰술
- 번차 ······················ 1대접 분량

●● **만드는 법**

1 무를 갈아서 대접 등의 그릇에 담는다.

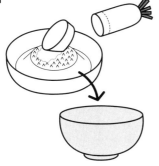

2 생강도 갈아서 같은 그릇에 담는다.

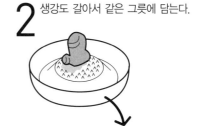

3 간장은 취향에 따라 양을 가감 해서 넣는다.

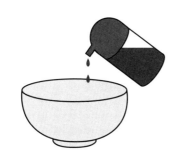

4 뜨거운 번차를 붓는다.

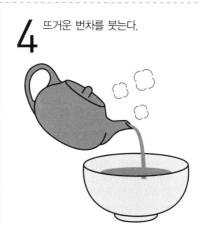

생강주

● ● **이런 질병과 증상에 추천**

감기, 협심증, 심근경색, 우울증, 자율신경기능이상, 냉증, 어깨 결림 등.

소주와 생강으로 담근 생강주를 하루 한 번, 취침 전에 소주잔으로 2~3잔 정도 마시면 몸이 매우 따뜻해진다. 과음은 좋지 않지만 적당히 마시면 냉체질이 개선되고 혈전 예방을 돕는다. 혈행이 좋아지기 때문에 감기 환자나 어깨가 결리는 사람에게도 추천한다. 감기에 걸렸을 때는 뜨거운 물을 타서 자기 전에 마신다.

● ● **재료(만들기 편한 양)**

- 생강 ·························· 약 100g
- 얼음사탕 혹은 백설탕······ 약 150g
- 담금용 소주 ················ 약 1.8ℓ

1 생강을 껍질째 잘 씻어서 얇게
저민다.

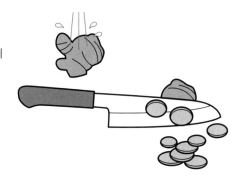

2 과실주용 용기에 넣고 얼음사탕도
넣는다.

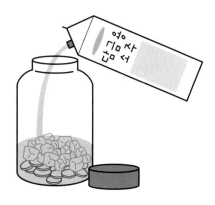

3 담금용 소주를 붓고 밀폐한 뒤
냉암소에 3~6개월간 둔다. 보
관할 때도 냉암소를 이용한다.

Recipe 06

생강청주

●● **이런 질병과 증상에 추천**

　냉체질, 저혈압, 위장병, 감기, 어깨결림, 만성피로, 권태감, 더위 먹음 등.

　청주에 생강을 잘게 썰거나 갈아서 넣어 마시면 좋다. 청주는 몸을 따뜻하게 해서 혈액순환을 좋게 하는 '백약지장(百藥之長)'이다. 여기에 역시 몸을 덥혀서 혈행을 좋게 하는 생강을 더하면 효과는 배가된다. 육체피로뿐만 아니라 정신적인 피로의 회복에도 도움이 된다. 청주는 데워 마시면 온열 효과가 상승한다. 취향에 따라 흑설탕이나 벌꿀을 넣어 마셔도 좋다.

●● **재료(1인분)**

- 생강 …………………… 약 10g
- 청주 ………………… 180cc
- 흑설탕(유기농 비정제 흑설탕 혹은 벌꿀) ………… 적당량

1 청주는 데워 둔다.

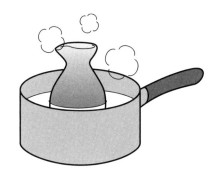

2 생강은 잘게 다지거나 갈아서
즙을 짠다.

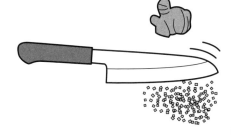

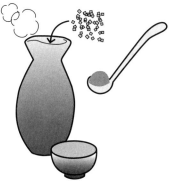

3 ❷를 청주에 넣는다. 취향에 따라
흑설탕이나 벌꿀을 첨가한다.

생강식초벌꿀 드링크

●● **이런 질병과 증상에 추천**

어깨결림, 복통, 식욕부진, 피로, 권태감, 더위 먹음 등.

생강과 식초, 벌꿀, 사과주스를 조합한 음료다. 식초에 함유된 구연산 등 유기산이 체내에 쌓인 젖산 같은 피로물질의 분해를 촉진한다. 어깨결림 같은 결림 증상도 완화시켜준다. 비타민과 미네랄이 풍부하여 피로 회복 효과가 있는 벌꿀과 만병의 묘약으로 알려진 사과를 함께 섭취하기 때문에 여러 가지 효과를 기대할 수 있다.

●● **재료(약 10잔 분량)**

• 생강 ························· 약 20g

• 식초 ························· 1컵

• 벌꿀 ························· 2큰술

• 사과 ························· 20개

※혹은 생사과주스 약 2ℓ

1 생강을 껍질째 잘 씻어서 얇게 저민다.

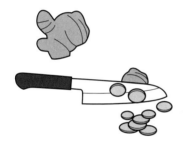

2 식초, 벌꿀과 함께 생강을 보존용기에 넣은 뒤 2~3시간 둔다.

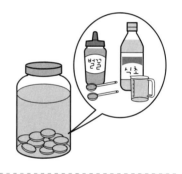

3 사과는 1잔당 2개를 사용한다. 껍질째 잘 씻어서 심을 제거하고 적당한 크기로 썰어서 주서로 간다(주스일 경우 200㏄).

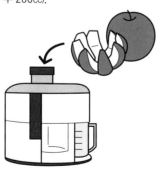

4 사과주스에 ❷를 1/10만 따른 뒤 잘 섞는다. 남은 ❷는 냉장고에 보관한다.

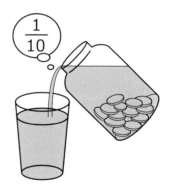

생강 핫 상그리아

●● **이런 질병과 증상에 추천**

　냉체질, 감기, 기침, 식욕부진, 피로, 동맥경화, 변비 등.

　과일과 적포도주로 만드는 스페인 풍의 음료수 상그리아에 강력한 온열 효과의 생강을 더하면 전신의 혈행을 좋게 하여 몸을 따뜻하게 하는 효과가 더욱 상승한다. 사과의 껍질 부분에는 정장 작용이 있는 펙틴이 다량 들어 있으니 사과는 껍질째 사용한다. 시나몬 역시 혈행을 좋게 하는 향신료이므로 꼭 넣는다. 냉장고에서 보관이 가능하지만 사흘 정도에 다 마시는 편이 좋다.

●● **재료(만들기 편한 양)**

- 생강 ······················ (1잔당)약 5~10g
- 오렌지 ···················· 1개
- 레몬 ······················ 1개
- 사과 ······················ 1개
- 적포도주 ················· 750cc
- 계피막대 ················· 1개

1 오렌지, 레몬, 사과는 잘 씻어서 물기를 제거한다. 오렌지와 레몬은 껍질을 벗겨서 가로로 썰고, 사과는 껍질째 '〈' 모양으로 자른다.

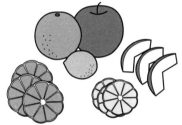

2 입구가 넓은 밀폐용기에 적포도주를 담고 ❶과 계피도 넣어 하룻밤 재운다.

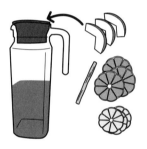

3 생강을 간 다음 거즈 등으로 싸서 즙을 낸다.

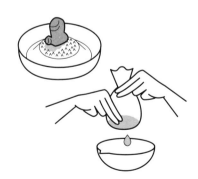

4 ❷를 마실 양만큼 냄비에 덜어서 끓어오르기 직전까지 데운다. 컵에 따른 뒤 ❸을 넣는다. 남은 ❷는 냉장고에 보관한다(계피의 맛과 향이 강하다 싶으면 건져낸다).

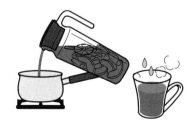

생강파청주

●● **이런 질병과 증상에 추천**

위장병, 감기 초기, 냉체질, 불면증, 피로 등.

몸을 따뜻하게 하는 작용이 있는 청주에 생강과 함께 파까지 넣어 마시면 더욱 몸이 따뜻해진다. 파는 마늘이나 양파의 성분인 알리신은 물론이고 자극 성분인 황화알릴까지 함유하고 있기 때문에 콧물, 코막힘, 목의 통증 같은 감기의 초기 증상에 좋고 식욕부진이나 피로 회복에도 효과가 있다.

●● **재료(1인분)**

• 청주 ⋯⋯⋯⋯⋯⋯⋯⋯ 180cc

• 생강 ⋯⋯⋯⋯⋯⋯⋯⋯ 약 20g

• 파(하얀 부분) ⋯⋯⋯⋯ 1대 분량

●● **만드는 법**

1 생강과 파를 잘게 썬 뒤
양념절구로 간다.

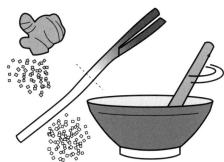

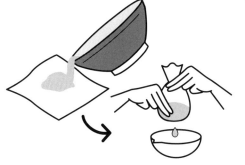

2 거즈 등으로 싸서 즙을 짠다.

3 미리 데워둔 청주에 생강파즙을
넣는다.

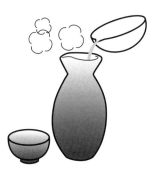

생강검은조청

●● **이런 음식에 이용**

구즈기리(칡가루로 만들어서 설탕시럽에 찍어 먹는 일본 과자), 과일, 생강홍차, 커피, 뿌리채소의 조림 등.

생강의 알싸한 풍미가 살아 있는 검은 조청이다. 미리 만들어두면 구즈기리 같은 디저트에 뿌려 먹거나 설탕 대신 음료나 요리 등에 넣어 먹을 수 있어서 편리하다. 재료인 생강과 흑설탕은 둘 다 양성식품이다. 몸을 차갑게 하는 음성식품인 백설탕에 비해 온열작용이 월등하다. 고상한 단맛도 매력이다.

●● **재료(만들기 편한 양)**

• 생강즙 ································· 3큰술
• 흑설탕(유기농 비정제 흑설탕) ······ 200g
• 물 ······························· 1컵

●● **만드는 법**

1 냄비에 흑설탕과 물을 넣는다.

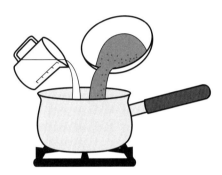

2 분량이 반으로 줄 때까지 약불로 조린 뒤, 생강즙을 넣고 다시 한소끔 끓여서 불을 끈다.

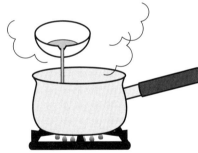

3 보존용기 등에 넣어서 냉장고에 보관한다. 3주일 이내에 다 먹는다.

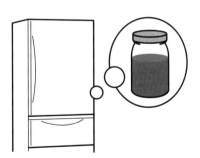

생강벌꿀절임

●● **이런 음식에 이용**

생강홍차, 진저에일, 도넛, 요구르트 등.

생강을 통째로 벌꿀에 절여두기만 하면 되는 간단한 레시피다. 요리나 음료 등에 언제라도 활용할 수 있다. 생강과 벌꿀은 궁합이 좋은데 생강을 잘게 썰어 디저트에 넣거나, 생강의 풍미가 밴 벌꿀을 홍차 같은 음료에 넣거나, 혹은 요구르트 등에 뿌려 먹어도 맛있다. 생강을 다 먹고 남은 꿀물은 뜨거운 물로 희석해서 진저레모네이드를 만든다.

●● **재료(만들기 편한 양)**

- 생강 ⋯⋯⋯⋯⋯⋯ 약 200g
- 벌꿀 ⋯⋯⋯⋯⋯⋯ 약 500g
- 레몬 ⋯⋯⋯⋯⋯⋯ 1/2개
- 생강즙 ⋯⋯⋯⋯⋯⋯ 2큰술
- 레몬즙 ⋯⋯⋯⋯⋯⋯ 1/2개 분량

1 생강은 껍질째 잘 씻은 다음, 벌꿀이 스미기 좋도록 몇 군데 칼집을 낸다. 레몬도 잘 씻어서 껍질째 슬라이스한다.

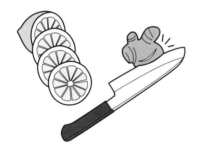

2 보존용기 등에 손질한 생강과 레몬, 생강즙, 레몬즙을 넣는다.

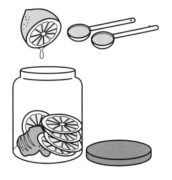

3 생강이 잠길 정도로 벌꿀을 넣는다.

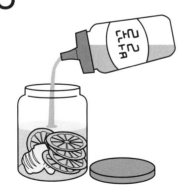

4 냉암소에 3일 정도 둔다. 개봉한 뒤에는 냉장고에 보관한다.

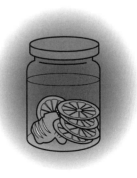

생강잼

●● **이런 음식에 이용**

생강탕, 생강홍차, 토스트, 돼지갈비찜 등.

몸을 차갑게 하는 그래뉴당(정제당 중 하나) 대신 첨채당(사탕무로 만든 설탕)을 사용한다. 잼이긴 하지만 생강의 톡 쏘는 독특한 매운맛과 풍미 덕분에 맛이 깔끔하여 요리에도 활용할 수 있다. 카레의 조미료로 살짝 넣어도 좋다.

부패를 막기 위해 물은 쓰지 않는 편이 좋다. 한 달 정도 보관할 수 있으니 생강이 쌀 때 미리 만들어두자.

●● **재료(만들기 편한 양)**

• 생강 ┈┈┈┈┈┈┈┈ 약 200g
• 생강즙 ┈┈┈┈┈┈┈ 1큰술
• 첨채당 ┈┈┈┈┈┈┈ 100g
• 벌꿀 ┈┈┈┈┈┈┈┈ 약 145g

●● **만드는 법**

1 생강의 절반은 깍뚝 썰고 절반은 슬
라이스해서 첨채당과 함께 냄비에
넣고 잘 섞은 뒤, 1시간 정도 뚜껑
을 덮어서 놔둔다(수분이 나오도록).

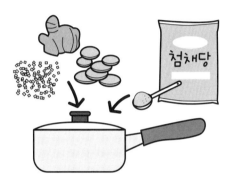

2 생강즙과 벌꿀을 넣고 불에 올린
뒤, 나무주걱으로 저어가면서 타지
않도록 주의하며 조린다.

3 뜨거운 ❷를 열탕 소독을 한 병에 담
아 뚜껑을 덮은 뒤, 거꾸로 뒤집어서
식힌다. 냉장고에 넣어 보관한다.

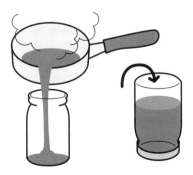

생강간장

●● **이런 음식에 이용**

생선구이, 히야얏코(간장에 찍어 먹는 냉두부), 회, 석쇠로 구운 아쓰아게(튀긴 두부), 일식 조림 등.

생강즙을 더한 '생강간장'은 간장 대신 사용할 수 있다. 냄비로 한소끔 끓인 다음 보관하면 오래 간다. 생선구이나 회, 갈아놓은 무나 낫토 등에 뿌려 먹거나, 일식 조림, 국수장국, 튀김간장 등을 만들 때도 이용할 수 있다. 간장은 되도록 천연 양조간장을 쓰자.

●● **재료(만들기 편한 양)**

• 생강즙 ····················· 2큰술
• 간장 ····················· 1컵

●● **만드는 법**

1 생강즙과 간장을 섞는다.

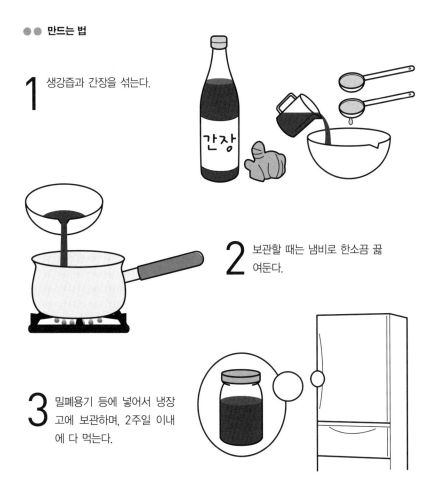

2 보관할 때는 냄비로 한소끔 끓
여둔다.

3 밀폐용기 등에 넣어서 냉장
고에 보관하며, 2주일 이내
에 다 먹는다.

생강드레싱

●● **이런 음식에 이용**

샐러드, 마리네(생선, 고기, 식초, 기름, 향미료를 섞어서 담은 요리), 따뜻한 채소 등.

갈아 넣은 생강과 마늘이 식욕을 돋우는 드레싱이다. 피곤할 때나 더위 먹었을 때 채소샐러드를 잔뜩 만들어서 생강드레싱을 쳐서 먹으면 기운이 솟는다. 육류나 어패류가 들어간 샐러드나 마리네 등에도 잘 맞는다. 기름은 풍미가 좋고 올레인산이 풍부한 엑스트라버진 올리브오일이 좋다.

●● **재료(만들기 편한 양)**

• 생강 간 것 ·············· 1큰술
• 마늘 간 것 ············· 1작은술
• 기름 ····················· 130cc
• 흑초 ····················· 65cc
• 소금 ····················· 2/3작은술
• 후추 ····················· 조금

1 모든 재료를 잘 섞는다.

2 보관할 때는 밀폐용기에 넣어서 냉장고에 둔다. 2주일 이내에 다 먹는다.

생강소스

●● **이런 음식에 이용**

생선조림, 돼지고기생강구이, 생선양념구이, 고기조림, 채소볶음 등.

생강을 듬뿍 넣고 다시마를 우려서 만드는 생강소스를 상비해두면 조림이나 볶음, 구이 같은 여러 가지 요리에 활용할 수 있다. 고기나 생선 등을 재울 때 사용하면 생강의 산뜻한 풍미가 배어서 맛이 좋아진다. 냉장고에서 일주일 정도 보존하면 되는데, 다 쓰지 못했을 때는 다시 한 번 불에 올려 한소끔 끓이면 된다.

●● **재료(만들기 편한 양)**

- 다진 생강················· 2큰술
- 생강즙 ···················· 2큰술
- 간장 ······················· 2컵
- 술 ·························· 1컵
- 요리 술··················· 1컵
- 다시마 ···················· 약 20㎝

●● **만드는 법**

1 다시마를 제외한 재료를 냄비에
넣고 한소끔 끓인 다음 식힌다.
식으면 밀폐용기에 담아둔다.

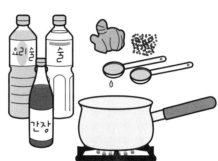

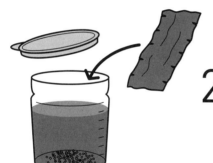

2 다시마는 살짝 닦아서 불에 재빨리 말린
뒤 5mm 정도의 칼집을 여러 군데 낸 다
음, ❶에 넣는다.

3 하룻밤 냉장고에 넣어두었다가 다음날
아침 다시마를 건져내면 완성이다.

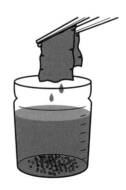

●● **이런 음식에 이용**

고등어미소된장조림, 덴가쿠(미소된장꼬치요리), 가지미소된장볶음 등.

감칠맛이 나는 데다 산뜻하기까지 한 '생강미소된장소스'는 생양배추와 같은 생채소에 발라 먹어도 맛있다. 물론 고등어미소된장조림 등에 조미료로 쓰거나 덴가쿠나 후로후키(삶은 무에 된장을 발라 먹는 음식) 등의 소스로 사용해도 좋다. 타지 않도록 나무주걱으로 잘 저어가면서 전체가 단단하게 뭉칠 때까지 조리는 것이 포인트다.

●● **재료(만들기 편한 양)**

- 다진 생강 ⋯⋯⋯⋯⋯⋯ 2큰술
- 생강즙 ⋯⋯⋯⋯⋯⋯⋯⋯ 1작은술
- 아카미소(적된장) ⋯⋯⋯ 100g
- 시로미소(백된장) ⋯⋯⋯ 100g
- 요리 술 ⋯⋯⋯⋯⋯⋯⋯⋯ 65cc
- 미림 ⋯⋯⋯⋯⋯⋯⋯⋯⋯ 65cc
- 벌꿀 ⋯⋯⋯⋯⋯⋯⋯⋯⋯ 65cc

●● **만드는 법**

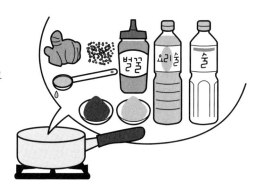

1 모든 재료를 냄비에 넣고
잘 섞는다.

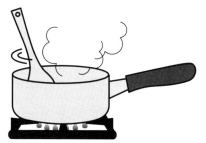

2 약불에 올린 뒤, 나무주걱 등으로 저
어가면서 타지 않도록 주의하며 전
체가 단단하게 뭉칠 때까지 조린다.

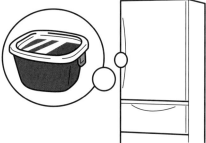

3 보존용기 등에 넣어서 냉장고
에 보관하고, 2주일 이내에 다
먹는다.

옮긴이 _ 성백희

이화여자대학교 중어중문학과를 졸업했다.

캠퍼스 시절, 한자 사전을 뒤져가며 중국소설도 읽었지만 항상 다른 나라의 언어에 대한 갈증이 있었다. 단순한 호기심으로 배운 일본어와의 인연이 어느새 생활의 중심이 되었다. 국내에 소개되지 않은 새로운 책을 펼칠 때의 기대감과 국내 최초의 독자라는 설렘이 좋아 번역의 길로 들어섰다. 서점 주인이 되고자 한 어릴 적 꿈은 포기했지만, 평생 책이 나란 인간의 일부로 존재했으면 한다. 앞으로도 훌륭한 저자의 좋은 글을 번역해 많은 독자와 소통하고 더 나은 '우리'를 꿈꾸고자 한다.

주요 번역서로 『나답게 살면서 행복해지기』, 『팽이버섯이 내 몸을 청소한다』, 『하루 10분 일광욕 습관』 등이 있다.

생강의 힘

개정판 1쇄 인쇄 | 2018년 10월 1일
개정판 2쇄 발행 | 2022년 9월 20일

지은이 | 이시하라 유미
옮긴이 | 성백희
펴낸이 | 강효림

편　집 | 곽도경
디자인 | 채지연
마케팅 | 김용우
일러스트 | 이가혜

용지 | 화인페이퍼
인쇄 | 한영문화사

펴낸곳 | 도서출판 전나무숲 檜林
출판등록 | 1994년 7월 15일·제10-1008호
주소 | 03961 서울시 마포구 방울내로 75, 2층
전화 | 02-322-7128
팩스 | 02-325-0944
홈페이지 | www.firforest.co.kr
이메일 | forest@firforest.co.kr

ISBN | 979-11-88544-19-6 (13510)

인간의 건강한 삶과 문화를 한권의 책에 담는다

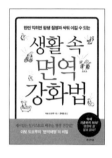

생활 속 면역 강화법

세계적인 면역학자 아보 도오루의 면역학 이론을 쉽게 풀어쓴 책. 어려운 의학 용어와 복잡한 원리를 일러스트로 쉽고 재미있게 설명하면서 생활 속에서 누구나 실천할 수 있는 면역력 강화법을 제시한다. 특히 '면역력을 높이는 10가지 방법'은 그간 아보 도오루가 제창해온 면역학 이론에서 '핵심 중의 핵심'이라는 평가를 받고 있다.

아보 도오루 지음 | 윤혜림 옮김 | 236쪽 | 값 13,000원

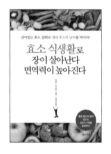

효소 식생활로 장이 살아난다 면역력이 높아진다

'체내 효소(인체에서 생성하는 효소)의 양은 정해져 있기 때문에 효소를 얼마나 보존하느냐가 건강을 좌우한다'고 강조하면서 나쁜 먹을거리와 오염된 환경, 올바르지 않은 식습관 때문에 갈수록 줄어드는 체내 효소를 어떻게 하면 온존하고 보충할 수 있는지를 상세히 알려준다. 그리고 장 건강을 위해 효소 식생활이 얼마나 중요한지 등 장과 면역력에 대한 모든 것을 알기 쉽게 설명한다.

츠루미 다카후미 지음 | 김희철 옮김 | 244쪽 | 값 14,000원

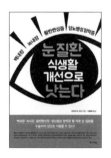

눈 질환 식생활 개선으로 낫는다

눈의 온몸의 건강 상태를 그대로 반영하는 거울이다. '무서운 현대병'인 백내장과 녹내장을 비롯한 각종 안과 질환에 대한 적절한 대응책을 제시해주는 책. 수술과 약물치료만이 최상의 답으로 알았던 백내장, 녹내장, 황반변성증, 당뇨병성 망막증을 비롯한 안과 질환을 식생활 개선으로 수술없이도 치료할 수 있는 구체적인 방법을 제시한다.

야마구치 고조 지음 | 이동희 옮김 | 216쪽 | 값 13,000원